荣　获

◎ 第七届统战系统出版社优秀图书奖

◎ 入选原国家新闻出版广电总局、全国老龄工作委员会
　办公室首届向全国老年人推荐优秀出版物名单

◎ 入选全国图书馆 2013 年度好书推选名单

◎ 入选农家书屋重点出版物推荐目录（2015年、2016年）

名医与您谈疾病丛书

慢性鼻炎
（第二版）

学术顾问◎钟南山　陈灏珠　郭应禄　王陇德

总　主　编◎吴少祯　葛均波　张雁灵　陆林

执行总主编◎夏术阶　李广智

主　编◎董频

中国健康传媒集团
中国医药科技出版社

内 容 提 要

　　本书重点介绍慢性鼻炎的发病情况、病因、症状、诊断与鉴别诊断、治疗以及预防保健等知识，其内容科学、实用，可读性强，可供临床医生、患者及家属参考阅读。

图书在版编目（CIP）数据

　　慢性鼻炎 / 董频主编 . —2 版 . —北京：中国医药科技出版社，2021.1
（2024.10重印）（名医与您谈疾病丛书）
　　ISBN 978-7-5214-1989-4

　　Ⅰ.①慢⋯　Ⅱ.①董⋯　Ⅲ.①慢性鼻炎—防治—普及读物　Ⅳ.① R765.21-49

中国版本图书馆 CIP 数据核字（2020）第 167867 号

美术编辑　陈君杞
版式设计　南博文化

出版　**中国健康传媒集团** | 中国医药科技出版社
地址　北京市海淀区文慧园北路甲 22 号
邮编　100082
电话　发行：010-62227427　邮购：010-62236938
网址　www.cmstp.com
规格　710×1000mm $\frac{1}{16}$
印张　12
字数　182 千字
初版　2009 年 4 月第 1 版
版次　2021 年 1 月第 2 版
印次　2024 年 10 月第 3 次印刷
印刷　北京印刷集团有限责任公司
经销　全国各地新华书店
书号　ISBN 978-7-5214-1989-4
定价　**36. 00 元**

获取新书信息、投稿、为图书纠错，请扫码联系我们。

出版者的话

党的十八大以来，以习近平同志为核心的党中央把"健康中国"上升为国家战略。十九大报告明确提出"实施健康中国战略"，把人民健康放在优先发展的战略地位，并连续出台了多个文件和方案，《"健康中国2030"规划纲要》中就明确提出，要加大健康教育力度，普及健康科学知识，提高全民健康素养。而提高全民健康素养，有效防治疾病，有赖于知识先导策略，《名医与您谈疾病丛书》的再版，顺应时代潮流，切合民众需求，是响应和践行国家健康发展战略——普及健康科普知识的一次有益尝试，也是健康事业发展中社会治理"大处方"中的一张有效"小处方"。

本次出版是丛书的第三版，丛书前两版出版后，受到广大读者的热烈欢迎，并获得多项省部级奖项。随着新技术的不断发展，许多观念也在不断更新，丛书有必要与时俱进地更新完善。本次修订，精选了44种常见慢性病（有些属于新增病种），病种涉及神经系统疾病、呼吸系统疾病、消化系统疾病、心血管系统疾病、内分泌系统疾病、泌尿系统疾病、皮肤病、风湿类疾病、口腔疾病、精神心理疾病、妇科疾病和男科疾病等，分别从疾病常识、病因、症状表现、诊断与鉴别诊断、治疗和预防保健等方面，进行全方位的解读；写作形式上采用老百姓最喜欢的问答形式，活泼轻松，直击老百姓最关心的健康问题，全面关注患者的需求和疑问；既适用于患者及其家属全面了解疾病，也可供医务工作者向患者介绍病情和相关防治措施。

本丛书的编者队伍专业权威，主编都长期活跃在临床一线，其中不乏学科带头人等重量级名家担任主编，七位医学院士及专家（钟南山、陈灏珠、郭应禄、王陇德、葛均波、陆林、张雁灵）担任丛书的学术顾问，确保丛书内容的权威性、专业性和前沿性。本丛书的出版不仅是全体患者的福音，更是推动健康教育事业的有力举措。

本丛书立足于对疾病和健康知识的宣传、普及和推广工作，目的是使老百姓全面了解和掌握预防疾病、科学生活的相关知识和技能，希望丛书的出版对于提升全民健康素养，有效防治疾病，起到积极的推动作用。

中国医药科技出版社

2020年6月

再版前言

　　进入21世纪后，人们的生活水平和文化水平均有了明显的提高，因此对于自身健康的关注和对生活质量的要求也相应提高。慢性鼻炎是一种全球性质的常见病、多发病，为耳鼻喉科常见的"三炎一聋"疾病之一。世界卫生组织通过一项全球范围的调查发现，鼻炎的发病率高得惊人，每10个人当中就有5~6个人患有不同程度的鼻炎。近10年来，国内鼻炎的发病率更是以每年3%~5%的速度增加。慢性鼻炎对人们的生活、学习、工作均带来较大的不便和影响。因此，提高人们对慢性鼻炎发病原因、临床表现的认识，掌握慢性鼻炎的防治措施等，是亟须解决的一个重大问题。

　　本书应广大读者的需要，以科学性、先进性、实用性、通俗性为原则，以广大非医学专业的各行业、各年龄段人士为主要对象，对慢性鼻炎的常识、病因、临床表现、诊断与鉴别诊断、治疗和预防等方面做了既通俗易懂又客观翔实的阐释。在再版过程中，作者们参阅了大量的相关中外文献，精心筛选，为书籍的科学性和实用性作出了许多努力，补充了新的知识，修订、删除了过时的内容。本书分为常识篇、病因篇、症状篇、诊断与鉴别诊断篇、治疗篇、预防保健篇共6个篇章，以纵向叙述为线索由浅入深进行编写，保证本书知识介绍的连贯性和系统性。本书文字通俗易懂、重点突出，希望能够成为广大读者了解慢性鼻炎、防治慢性鼻炎的参考工具书。因存在个体差异，本书中涉及的治疗用药，需在专业医生指导下使用。

　　编写本书的作者有不少同时肩负繁重的医疗、教学、科研甚至行政事务或社会工作任务，故编写工作是在争分夺秒中进行的，最终悉心校正后完稿。书中疏漏之处在所难免，殷切期望广大同道和读者予以批评指正。

董频

2020年8月

目录

常 识 篇

病因篇

症 状 篇

诊断与鉴别诊断篇

治疗篇

预防保健篇

常 识 篇

- ◆ 鼻腔是怎样构成的?
- ◆ 什么是鼻中隔?
- ◆ 鼻腔哪个位置最容易出血?
- ◆ 鼻腔外侧壁上有哪些重要结构?
- ◆ 什么是上鼻甲?
- ◆ ……

鼻腔是怎样构成的？

鼻腔由鼻中隔分为左右各一，每侧鼻腔为一前后开放的狭长腔隙，冠状切面呈三角形，顶部较窄，底部较宽，前起于前鼻孔，后止于后鼻孔。每侧鼻腔分为鼻前庭和固有鼻腔两部分。

鼻前庭介于前鼻孔和固有鼻腔之间的空腔，位于鼻腔最前段，起于前鼻孔，止于鼻内孔（鼻阈），鼻大翼软骨的弧形隆起为鼻前庭的支架。鼻内孔较前鼻孔狭小，为鼻腔最狭窄处，对鼻的呼吸功能有重要的影响。

鼻前庭被覆皮肤，富有粗硬的鼻毛，并富有皮脂腺和汗腺，在男性尤为丰富。鼻前庭较易发生疖肿，且疼痛剧烈。前鼻孔由鼻翼的游离缘、鼻小柱和上唇围绕而成。

固有鼻腔，即常说的鼻腔，前界为鼻内孔，后界为后鼻孔，由四壁组成，分别为内侧壁、外侧壁、顶壁、底壁。

（姜　彦）

什么是鼻中隔？

鼻腔的内侧壁即鼻中隔，包括软骨和骨二部分。骨部为筛骨垂直板和犁骨，软骨部为鼻中隔软骨和鼻外侧软骨内侧脚。软骨、骨的外面被覆软骨膜和骨膜后再覆盖有黏膜组织。鼻中隔常存在偏曲，如嵴突、距状突或"C""S"型，在不伴有症状时可以不进行处理，在影响鼻腔鼻窦通气引流或阻挡手术入路时，常进行鼻中隔偏曲矫正术，即在黏软骨膜下将偏曲的骨质去除。

（姜　彦）

鼻腔哪个位置最容易出血？

鼻中隔前部有一重要区域，即利氏动脉区（利特尔区），由颈内动脉和颈外动脉系统的分支（鼻腭、筛前、上唇及腭大动脉支）在鼻中隔最前下部分黏膜内血管汇集成丛，此处黏膜较薄，血管表浅，黏膜与软骨膜相接紧密，血管破裂后不易收缩，且位置又靠前，易受外界刺激，是鼻出血最易发生的部位，大多数鼻出血皆源于此，故亦称鼻中隔易出血区，幼儿或部分有习惯挖鼻的患者经常出现的鼻出血大多来源于该区。

（姜　彦）

鼻腔外侧壁上有哪些重要结构？

外侧壁是鼻解剖结构中最为复杂的区域，也和鼻窦炎的发病有密切关系，分别由上颌骨、泪骨、下鼻甲骨、筛骨、腭骨垂直板及蝶骨翼突构成。

鼻腔外侧壁上有突出于鼻腔中的三个呈阶梯状排列的骨性组织，游离缘皆向内下方悬垂，分别为上鼻甲、中鼻甲、下鼻甲，有时在上鼻甲的上方还有最上鼻甲出现。下鼻甲为独立的骨质，中、上鼻甲为筛骨的一部分。上、中、下鼻甲大小依次缩小1/3，前端的位置又依次后退1/3。各鼻甲的外下方均有一裂隙样空间，分别称上、中、下鼻道，各鼻甲与鼻中隔之间的共同狭窄腔称总鼻道。

由于有鼻甲及鼻道的形成，缩小了鼻腔空间，增加了鼻腔黏膜的表面面积，在鼻腔的生理功能上有着非常重要的意义。

（姜　彦）

什么是上鼻甲？

上鼻甲属于筛骨的一部分，位于鼻腔外侧壁后上方，为各鼻甲中最小，有时仅为一黏膜皱襞。后组筛窦开口于上鼻道。上鼻甲内后上方有一凹陷称蝶筛隐窝，为蝶窦的开口处。

（姜　彦）

什么是中鼻甲？

中鼻甲亦属筛骨的一部分，分成前后两部分，分别为垂直部及水平部。中鼻甲前端附着于筛窦顶壁和筛骨水平板连接处的前颅底，下端游离垂直向下，是气流进入鼻腔后首先冲击的部位；中鼻甲后端延续到筛窦之下方，与颅底无直接的骨性连接。中鼻甲后部在向后外延伸通过中鼻甲基板，附着在纸样板，起支撑和固定中鼻甲的作用。中鼻甲基板将筛窦分成前组筛窦和后组筛窦，其生理作用是能减少前组鼻窦的炎症向后组鼻窦扩散。

（姜　彦）

中鼻甲有何重要性？

中鼻甲是重要的手术解剖标志，手术操作应严格保持在中鼻甲的外侧进行，其内侧顶部为筛板，筛板的损伤可导致脑脊液鼻漏，是鼻腔手术的一个严重并发症。中鼻甲后端附着处的后上方，为蝶腭孔所在，有蝶腭动脉和蝶腭神经通过。在进行鼻腔手术时，阻滞该处的神经和血管，能有效减少出血和缓解疼痛；循后鼻孔上缘向上大约1.5cm处为蝶窦的自然开口位置，鼻内镜下治疗蝶窦炎或经蝶窦入路行颅底手术（如垂体瘤），常由此进入。

（姜　彦）

中鼻甲变异会导致哪些病变？

中鼻甲的解剖变异较多，如中鼻甲的气化和曲线异常，可导致中鼻道的狭窄和阻塞，影响中鼻道正常的黏液纤毛传输功能，妨碍鼻窦的通气和引流，成为鼻窦阻塞性炎症的重要因素。有时在进行鼻内镜手术时，因为中鼻甲影响视野时，也可能将其部分剪除。

（姜　彦）

什么是中鼻道？

中鼻道位于中鼻甲之下外侧，为前组鼻窦的开口引流所在，也是鼻内镜手术进路中最重要的区域。中鼻道解剖结构复杂，其外侧壁上有两个隆起，前下隆起为钩突；后上隆起为筛泡，在两个隆起之间有一半月状裂隙，称为半月裂，半月裂向前下和后上扩大呈漏斗状，名筛漏斗，筛漏斗以钩突为内界，筛泡为外界，向内经半月裂、中鼻道与鼻腔相通，前界为盲端，前上端为额隐窝，额窦引流口开放于此，其后为前组筛窦开口，最后为上颌窦开口。所以鼻窦的开口大部分集中在中鼻道这个狭小的区域，一旦中鼻道受阻，很容易导致鼻窦引流障碍，继而会出现鼻窦炎。

（姜 彦）

什么是窦口鼻道复合体？

中鼻甲、中鼻道及其附近的区域解剖结构的异常和病理改变与鼻窦炎的发病最为密切，这一区域称为窦口鼻道复合体。它是以筛漏斗为中心的附近区域，包括：筛漏斗、钩突、筛泡、半月裂、中鼻道、中鼻甲、前组筛房、额窦口及上颌窦自然开口等一系列结构。这一区域的解剖发生异常，如钩突肥大，中鼻甲肥大，泡性中鼻甲，中鼻甲反向弯曲，筛泡肥大等，均会影响前组鼻窦的通气和引流，导致鼻窦炎的发生。

（姜 彦）

什么是下鼻甲及下鼻道？

下鼻甲骨为独立呈水平状卷曲的薄骨，附着于上颌骨内侧壁和腭骨垂直板，其上缘中部的泪突与泪骨相连，并与上颌骨腭突后面的骨槽共同形成鼻泪管。上缘后部的筛突连接中鼻道钩突的尾端，共同参与上颌窦自然口和鼻囟门的构成。下鼻甲后端距咽鼓管咽口约1.0~1.5cm，故下鼻甲肿胀或肥大时，病变的下鼻甲可影响咽鼓管鼻咽开口，导致咽鼓管功能障碍。

下鼻甲之外侧附着部和鼻腔外侧壁之间为下鼻道，是各鼻道中最宽长者，其外侧壁常向上颌窦内膨隆。下鼻道呈穹窿状，其顶端有鼻泪管开口，距前鼻孔约3~3.5cm。在下鼻道上颌窦开窗时，应控制进针部位，不要损伤鼻泪管鼻道开口。距离下鼻甲前端1~2cm的下鼻甲外侧壁骨质较薄，是上颌窦穿刺的最佳进针位置。

（姜　彦）

什么是鼻丘？

鼻丘位于中鼻甲前上方的位置，有时鼻丘气房发育过大会引起额窦开口、额隐窝狭窄而导致额窦炎出现。临床鼻内镜下开放额窦，切除鼻丘气房即开放了额窦。

（姜　彦）

鼻腔顶、底壁的构成是怎样的？

顶壁呈穹窿状，甚为狭小，分为三段：前段倾斜上升，为额骨鼻部及鼻骨的背侧面；中段呈水平状，为分隔颅前窝与鼻腔的筛骨水平板，又称筛板，筛板薄而脆，为嗅区黏膜的嗅丝通过，在外伤或手术时易发生损伤，导致脑脊液鼻漏；后段倾斜向下，由蝶窦前壁构成。

底壁即硬腭的鼻腔面，与口腔相隔。前3/4由上颌骨腭突，后1/4由腭骨水平部组成。

（姜　彦）

后鼻孔的构成是怎样的？

后鼻孔是鼻腔与鼻咽部的通道，左右各一，被鼻中隔分隔，由蝶骨体下部（上）、蝶骨翼突内侧板（外）、腭骨水平部后缘（下）和犁骨后缘（内）构成，上覆黏膜，在成人呈椭圆形，高25mm，宽12.5mm，双侧后鼻孔经鼻咽部交通。

（姜　彦）

鼻腔黏膜由什么构成？

按各部位组织学构造和生理功能不同，分为嗅区黏膜和呼吸区黏膜两部分。

（1）嗅区黏膜：分布在鼻腔顶中部，向下至鼻中隔上部和鼻腔外侧壁上部等嗅裂区域。为假复层无纤毛柱状上皮，由支持细胞、基底细胞和嗅细胞组成。嗅细胞为具有嗅毛的双极神经细胞，顶部的树突呈棒状伸向细胞表面，末端膨大呈球状（嗅泡），并发出10~30根纤毛，感受嗅觉。基部伸出细长轴突，形成无髓鞘神经纤维，通过筛骨水平板进入颅内，止于嗅球。

（2）呼吸区黏膜：鼻腔前1/3为自前向后的黏膜上皮，包括鳞状上皮、移行上皮、假复层柱状上皮。鼻腔后2/3为假复层纤毛柱状上皮，由纤毛细胞、柱状细胞、杯状细胞、基底细胞组成。

（姜　彦）

鼻腔黏膜如何发挥作用？

鼻黏膜呼吸区上皮的纤毛细胞分布以鼻底最为密集，越向鼻腔上部分布越稀少。每个纤毛细胞表面有200根左右纤毛。鼻腔黏膜的纤毛向鼻咽部摆动，鼻窦内的纤毛向鼻窦自然开口摆动。这种方向一致的整体运动可以将进入鼻腔鼻窦的细菌、病毒、灰尘、污染颗粒等有害物质以及鼻腔鼻窦的分泌物运送到咽部咽下或吐出，是鼻腔非特异性保护功能的重要功能单位。

（姜　彦）

什么是黏液毯？

黏液毯是鼻黏膜重要的保护机制之一。鼻腔黏膜下层具有丰富的杯状细胞、黏液腺和浆液腺，为鼻分泌物的主要来源之一，鼻分泌物在黏膜表面形成随纤毛运动而向后移动的黏液毯。黏液毯由外层的黏蛋白和内层供纤毛运动的水样层构成。鼻分泌物同样是鼻腔特异性与非特异性化学保护物质的主要来源，如免疫球蛋白、溶菌酶等。

（姜　彦）

什么是鼻窦？

鼻窦也称作副鼻窦、鼻旁窦，它是人体头颅内存在于鼻腔周围的多个含气的骨质腔。人体共有4组8个鼻窦，分别是上颌窦、筛窦、蝶窦和额窦。上颌窦位于鼻腔两旁、眼眶下面的上颌骨内；额窦在额骨内；筛窦位于鼻腔上部的两侧，眼眶之间的位置，由筛骨内许多含气小腔组成；蝶窦在鼻腔后方的蝶骨内，基本位于头颅的正中。它们均以小的开口与鼻腔相通。鼻窦最早在胚胎3个月大时就开始分化出来，于12岁左右体积达成人鼻窦之一半，而于15~20岁间达到最大体积。

（姜　彦）

上颌窦是怎么构成的？

上颌窦居于上颌骨体内，为鼻窦中最大者，平均容积为13ml，有5个壁。①前壁：中央薄而凹陷，称之为尖牙窝，行Cald-Luc手术时从此处进入窦腔；在尖牙窝之上、眶下缘之下12mm处有眶下孔、眶下神经及血管通过此孔。②后外壁：与翼腭窝和颞下窝毗邻，又近翼内肌，故上颌窦恶性肿瘤侵及此肌可致张口困难。③内侧壁：即鼻腔外侧壁下部，在相当于中鼻道后部，有一裂口，名"上颌窦裂孔"，其界限为：下界是下鼻甲附着处，后界为腭骨垂直板，前界为下鼻甲的泪突和泪骨下端，上界是与筛窦连接的上颌窦顶壁。此骨性窦口被钩突和下鼻甲的筛突呈十字形的连接分隔成4个象限。其中只有前上象限是真正的上颌窦自然窦口，其余被双层黏膜和致密结缔组织封闭，称为鼻囟门。上颌窦自然窦口直径不一，平均为2.8mm。④上壁：即眼眶的底壁，故上颌窦疾病和眶内疾病可相互影响。⑤底壁：即牙槽突。底壁常低于鼻腔底，与第二双尖牙和第一、二磨牙关系密切，故牙根感染有时可引起牙源性上颌窦炎。

（李大伟）

筛窦是怎么构成的?

筛窦又称筛迷路，为4组鼻窦中解剖关系最复杂、自身变异最多、与毗邻器官联系最密切的解剖结构。筛窦被中鼻甲基板分为前组筛窦和后组筛窦，前组筛窦开口引流于中鼻道，后组筛窦开口引流于上鼻道。筛窦分为6个壁：①外侧壁，即眼眶内侧壁，由泪骨和纸样板构成，后者占外侧壁绝大部分，平均厚度仅0.2mm，可有先天性缺损或裂隙。纸样板上缘与额骨结合处为额筛缝，此缝相当于筛顶水平，有筛前动脉和筛后动脉经此入筛窦。纸样板与上颌窦内侧壁在同一矢状切面。②内侧壁即鼻腔外侧壁上部，附有上鼻甲和中鼻甲。③顶壁，其内侧与筛骨水平板连接，外侧与眶顶延续，筛顶上方即为颅前窝。④下壁，即中鼻道外侧壁结构，如筛泡、钩突和筛漏斗等。⑤前壁，由额骨筛切迹、鼻骨嵴和上颌骨额突构成。此区域的重要结构是额隐窝。⑥后壁，即蝶筛板，与蝶窦毗邻。

（李大伟）

额窦是怎么构成的?

额窦位于额骨的内板和外板之间，左右各一。额窦开口于窦底，经鼻额管引流至额隐窝。后者在中鼻道的开口可因钩突的解剖位置不同而异。额窦分为4壁：①前壁为额骨外骨板，较坚厚，含骨髓，细菌感染时可致额骨骨髓炎。②后壁即额骨内骨板，较薄，为颅前窝前壁的一部分，额窦有导静脉穿此壁通硬脑膜下腔，此壁可存在骨裂隙，额窦感染可侵入颅内。③底壁为眼眶顶壁和前组筛窦之顶壁，此壁内侧相当于眶顶的内上角，甚薄，急性额窦炎时此处可有明显压痛，额窦囊肿亦可破坏此处侵入眶内。④内侧壁实为两侧额窦之中隔，多偏向一侧。

（李大伟）

蝶窦是怎么构成的？

蝶窦居蝶骨体内，左右两个窦腔因蝶窦中隔位置的不同及蝶窦自身发育的差异，其大小及形态多不对称。Hammer将蝶窦分为3型，即甲介型、鞍前型、鞍型。甲介型蝶窦的气化及发育均较差，窦腔后缘与鞍结节垂直线之间尚有较厚骨质；鞍前型蝶窦的气化及发育均好于甲介型，但不及鞍型，窦腔后缘与鞍结节垂直线一致；鞍型蝶窦的气化及发育最好，从鞍结节到鞍背呈垂直线，整个蝶鞍底部与蝶窦之间只隔一层薄的骨板。蝶窦分为5壁：①外侧壁与颅中窝、海绵窦、颈内动脉和视神经管毗邻。在气化较好的蝶窦，此壁菲薄甚或缺损，使上述结构裸露于窦腔内，手术不慎将出现失明及大出血。②顶壁上方为颅中窝的底，呈鞍形，称之为蝶鞍。蝶鞍承托脑垂体。③前壁参与构成鼻腔顶的后段和筛窦的后壁。上方近鼻中隔处为蝶窦自然开口。④后壁骨质较厚，毗邻枕骨斜坡。⑤下壁即后鼻孔上缘和鼻咽顶，翼管神经孔位于下壁外侧的翼突根部。

（李大伟）

鼻腔及鼻窦的血管有哪些？

鼻腔及鼻窦的动脉主要来自颈内动脉的眼动脉和颈外动脉的上颌动脉。

（1）眼动脉分支：筛前动脉、筛后动脉。

（2）上颌动脉分支：蝶腭动脉、上颌牙槽后动脉、眶下动脉、腭大动脉，其中蝶腭动脉又分为鼻后外侧动脉和鼻后中隔动脉。

鼻腔及鼻窦静脉主要为：

（1）鼻腔主要回流静脉：面静脉、筛静脉、蝶腭静脉及翼丛。

（2）上颌窦的静脉：蝶腭静脉、眼下静脉。

（3）筛窦的静脉：筛前静脉、筛后静脉、硬脑膜的静脉、嗅球及额叶的静脉丛。

（4）额窦的静脉：筛静脉、板障静脉、硬脑膜的静脉、上矢状窦。

（5）蝶窦的静脉：蝶腭静脉、海绵窦。

老年人在下鼻道外侧壁后方邻近鼻咽处有表浅扩张的鼻后侧静脉丛，称鼻-鼻咽静脉丛，为鼻腔后部出血的好发部位。

由于鼻腔及鼻窦的静脉可直接或间接与颅内大静脉相通，故为炎性感染向颅内传播的途径。鼻腔或鼻窦感染亦可波及邻近眼眶组织。

（李大伟）

鼻腔及鼻窦的神经支配有哪些？

鼻腔及鼻窦的神经支配包括嗅神经、感觉神经、自主神经3部分。

1.嗅神经

嗅神经由多根嗅丝组成，每侧约20余支，通过筛板的筛孔进入嗅球，再到达大脑皮层嗅觉中枢。

2.感觉神经

感觉神经主要来自三叉神经第一支（眼神经）和第二支（上颌神经）。

（1）眼神经包括：①鼻睫神经分支：筛前神经、筛后神经；②额神经分支。

（2）上颌神经包括：①蝶腭神经：鼻后上外侧支、鼻后上内侧支、腭大神经；②上颌牙槽后支；③眶下神经。

3.自主神经

自主神经主要司理鼻黏膜的血管舒缩和腺体分泌。由交感神经及副交感神经纤维构成。正常情况下，分布于鼻腔与鼻窦的交感神经与副交感神经的作用保持平衡；交感神经兴奋时，鼻黏膜血管收缩；副交感神经兴奋时，鼻黏膜血管扩张，腺体分泌增多。

（李大伟）

鼻腔和鼻窦与颅脑关系密切吗？

鼻腔、鼻窦和颅脑极为毗邻，关系十分密切。与鼻腔、鼻窦相关者，主要为颅前窝及颅中窝；鼻腔和筛窦顶壁即为颅前窝底壁，额窦后壁为颅前窝前壁，蝶窦顶壁及侧壁为颅中窝底壁。鼻颅之间密切的解剖关系是导致鼻源性颅内并发症、鼻颅先天性疾病、鼻部手术损伤颅脑和鼻颅外伤所致鼻出血、脑脊液鼻漏以及失明等症状的基础。

（李大伟）

鼻腔和鼻窦与眼眶关系密切吗？

眼眶位于面部两侧，为容纳眼球与与其相关的肌肉、血管、神经和筋膜等的骨腔。眼眶除外壁与鼻窦无关外，其余三壁均为鼻窦围绕。上有额窦，内有筛窦，下有上颌窦；内壁后方及眶上裂和视神经孔与后组筛窦及蝶窦毗邻。临床上鼻窦的炎症和肿瘤等，常可侵及眶内；而眶内的病变有时亦可影响鼻窦和鼻腔，故二者关系极为密切。

（李大伟）

鼻窦有什么作用？

鼻窦的黏膜都与鼻黏膜相连，鼻窦除参与湿润和温暖吸入的空气外，还对人的脸部造型、支撑头颅内部、减轻头颅重量等方面起重要作用。当鼻腔黏膜发炎，常会波及窦腔黏膜。慢性鼻炎、鼻中隔偏曲、鼻息肉和因伤风感冒或受邻近病灶感染而使鼻黏膜发炎肿胀时，都可能造成鼻腔内的机械性障碍，使鼻窦开口受阻，引流不畅，造成鼻窦发炎；不正确的擤鼻涕方法会使鼻腔压力增加，使鼻涕回流到鼻窦而引起炎症。游泳跳水时，污水被吸入鼻窦也会引起炎症。鼻窦炎的脓液常倒流刺激咽喉，引发咽炎、喉炎，如通过咽鼓管时则可引起中耳炎等疾病。

（姜　彦）

鼻腔的生理功能主要有哪些？

鼻腔主要有呼吸、嗅觉功能，另外还有保护、共鸣、反射、吸收和排泄泪液等功能。呼吸时正常的气流通道是：外界空气经过鼻腔保温加湿处理后，才适合人体的生理需求，否则易引起呼吸道不适。

（姜　彦）

鼻腔的呼吸功能是如何实现的？

鼻腔为呼吸道的首要门户，在机体与外界环境的接触中起着重要的作用。正常的鼻呼吸依赖于鼻腔适当的阻力，而鼻阻力受到鼻腔充血状态的影响。在感冒或得了鼻窦炎等鼻腔炎症时，鼻腔黏膜充血，鼻阻力明显升高，超过正常值，可以直接影响呼吸功能，让人呼吸不畅。

鼻腔吸入的空气在鼻内孔处受到阻力后便分为两股气流，即层流和紊流。层流从鼻内孔朝后上方向弧形流向后鼻孔再散开，为鼻腔气流的大部分，与通气量关系甚大，亦是肺部进行气体交换的主要部分。层流与鼻腔黏膜接触面积最广，可以充分发挥鼻腔调节湿度和温度的作用。紊流形成于鼻内孔的后方，系呈旋涡状而又不规则的气流，为吸入空气的小部分，有利于气体充分汇合，增加气体与鼻腔黏膜之间的相互接触，可使鼻腔更有效地发挥对气体的引流作用。

（姜　彦）

什么是鼻阻力，有何作用？

鼻阻力的产生和生理意义：阻力是维持正常鼻通气的重要前提，鼻阻力由鼻瓣区的多个结构形成。鼻瓣区包括鼻中隔软骨前下端、鼻外侧软骨前端和鼻腔最前端的梨状孔底部。同时，鼻阻力与下鼻甲的大小也有很大的关系。鼻内或鼻瓣区产生的鼻阻力约为全部呼吸道阻力的40%~50%，其有助于吸气时形成胸腔气压，使肺泡扩张以增加气体交换面积，同时也使呼气时气体在肺泡内停留的时间延长，以留有足够的气体交换时间。因此，正常鼻阻力的存在对充分保护肺泡气体交换过程的完成是重要的。如果鼻腔阻力降低（如萎缩性鼻炎、下鼻甲过度切除），可出现肺功能下降；鼻阻力过大（如肥厚性鼻炎），也会造成鼻腔通气不足，影响呼吸和循环功能。

（姜　彦）

什么是鼻周期？

鼻周期或称生理性鼻甲周期，是正常人两侧下鼻甲黏膜内的容量血管呈交替性和规律性的收缩与扩张，表现为两侧鼻甲大小和鼻腔阻力呈相应的交替性改变，但左右两侧的鼻总阻力仍保持相对的恒定，大约2~7小时出现1个周期，称为生理性鼻甲周期或鼻周期。鼻周期对呼吸无明显影响，所以正常人常不自觉，但如果两侧鼻腔不对称（如鼻中隔偏曲），两侧在周期收缩阶段的最小阻力不相等，总阻力发生显著变化，出现周期性明显鼻塞。生理性鼻甲周期的生理意义在于促使睡眠时反复翻身，有助于解除睡眠的疲劳。

（姜　彦）

鼻腔的嗅觉功能是如何实现的？

嗅觉属化学感觉，其敏感度远高于味觉，起识别、报警、增加食欲和影响情绪的作用。嗅觉最易发生适应现象，如持续吸入任何一种气味，很快便感觉不到了。嗅觉的产生主要依赖于鼻腔嗅区黏膜和嗅细胞。鼻腔的上方有嗅细胞，气流将气味微粒带到嗅区黏膜上时，刺激嗅细胞，就会产生嗅觉。在嗅分子作用于鼻腔的神经末梢后，通过3个阶段的传导和修饰，最后在皮层形成嗅觉。第1层次是鼻腔黏膜中的嗅觉受体，它们感受空气中的不同嗅分子即嗅质，在鼻腔中经过初步处理后，由嗅神经传到第2层次——嗅球。信息到达嗅球中的不同丝球小体，在丝球小体交换神经元，再传递给帽状细胞。信息在嗅球中经过加工和修饰，编码后的信息传递到第3层次——大脑皮层，在大脑皮层中通过解码形成不同的气味感觉。大部分鼻部疾病造成的嗅觉障碍，并非由于嗅觉神经受损，而是因为鼻阻塞，气流不能到达嗅区所致。当鼻腔存在炎症时，鼻腔黏膜肿胀，嗅区黏膜也存在肿胀，同时流经鼻腔的气流减弱，就会影响嗅觉。

影响嗅觉功能的因素甚多，一般较常见的有：

（1）局部或某些全身性感染。如鼻窦炎、流感、急性病毒性肝炎或麻风等，都可导致嗅觉减退或丧失；病毒感染对嗅上皮损害明显。

（2）局部阻塞性病变。鼻息肉、鼻腔肿瘤、肥厚性鼻炎或鼻中隔偏曲等，因改变了气流在鼻腔的走行或鼻腔黏膜接触不到气流刺激，导致气味分子不能或减量到达嗅区，从而产生嗅觉障碍。

（3）长期接触或吸入有害气体或烟尘等。如一氧化碳、二氧化硫、甲醛、苯、三氯乙烯等，或长期吸烟，接触木屑、煤烟等都会损害嗅觉。

（4）随着年龄的增长，嗅觉功能逐渐减退，这是由于老化而导致嗅丝减少之故；女性在月经期、妊娠期嗅觉敏感性较高。

（5）其他心理状况欠佳、情绪波动、营养和内分泌障碍、精神和神经疾病以及某些药物或外伤等皆可影响嗅觉功能。

（姜　彦）

鼻腔除呼吸和嗅觉外还有何功能？

鼻腔除呼吸和嗅觉外还有保护、发声共鸣、鼻反射等功能。

1. 保护功能

鼻腔可以对吸入空气进行清洁过滤、加温和保湿。过度的寒冷、干燥会通过影响鼻腔黏膜表面的纤毛的摆动，而减弱鼻子的"除尘"功能。再比如，打喷嚏可以帮我们排出吸入的异物、颗粒，但同时由于"喷嚏反射"的存在，当患有流行性感冒时，喷嚏也会通过飞沫把病毒喷散到空气中，对周围的健康人形成威胁。

（1）温度调节作用：人体的温度与外界的温度不同，当吸入的气体温度太低，会对下呼吸道的黏膜造成大的伤害，鼻腔的作用就是将吸入鼻腔的外界空气调节到近似正常体温，以保护下呼吸道黏膜不受损害，这一功能多依赖于鼻腔广大而迂曲的黏膜和丰富的血液供应。

（2）湿度调节作用：鼻黏膜中含有大量的腺体，在24小时呼吸期间分泌约1000ml液体，其中70%用以提高吸入空气的湿度，少部分向后流入咽部。常用口呼吸者，会出现口干舌燥。

（3）过滤及清洁作用：鼻前庭的鼻毛由四周伸向前鼻孔中央，对空气中较粗大的粉尘颗粒及细菌有阻挡和过滤作用。较小的尘埃颗粒吸入鼻腔后可随气流的紊流部分沉降，或随层流散落在鼻黏膜表面的黏液毯中，不能溶解的尘埃和细菌随鼻黏膜的纤毛摆动到达后鼻孔，进入咽腔，被吐出或咽下。

（4）黏膜纤毛系统的作用：人类鼻腔、鼻窦黏膜大部分为假复层柱状黏膜上皮，每个柱状上皮细胞约有250~300根纤毛，长度约5~7μm，平均直径0.3μm，每根纤毛朝鼻咽部方向摆动的频率大约1000次/分钟。鼻腔黏膜下层分泌的鼻分泌物在纤毛的表面覆盖了一层黏液毯，其主要成分为无机盐、黏多糖、黏蛋白、溶菌酶，95%为水，黏液毯以每分钟5mm的速率形成自前向后的黏液波，这一现象对维持鼻腔正常清洁功能起到重要的作用。

空气中含有各种灰尘、细菌和真菌等，但被吸入的空气达到鼻腔后部时，几乎无灰尘或细菌、真菌存在，说明鼻腔黏膜对吸入的空气具有一定的清洁和防御作用。较粗颗粒被鼻毛阻挡，吸入鼻腔后可被喷嚏反射所清除；较细的尘粒和细菌附着在黏液毯上，借助于上皮纤毛运动，向后排至鼻咽部，为鼻腔的第一道防御线。鼻黏液中含有"溶菌酶"，具有抑菌和溶解细菌的作用，加上白细胞的噬菌作用，被称为鼻腔的第二道防御线。鼻腔的pH值能影响溶菌酶的作用和纤毛运动，正常鼻分泌物的pH值为5.6~6.5，溶菌酶在其中能保持最有效功能。文献认为，鼻分泌物的pH值在6.5以下者，鼻腔细菌培养为阴性，若酸碱度为碱性，鼻腔可出现细菌。

2. 发声共鸣功能

正常情况下，从肺部呼出的气流经喉部声带发出的声音经过鼻腔，声流在鼻腔内撞击回旋，产生共鸣效应，使声音变得滋润洪亮、悦耳动听。一旦鼻塞，这种共鸣效应就会减弱，所以鼻炎犯了或是感冒时，声音都会变得"嗡嗡嚷嚷"的，出现闭塞性鼻音；而当先天畸形如腭裂时或咽肌麻痹鼻咽关闭不良时，则出现开放性鼻音；所以鼻音为语音形成的重要部分。

3. 鼻的反射功能

鼻腔内神经分布丰富，当鼻黏膜遭受到机械性、物理性或化学性刺激时，可引起广泛的呼吸和循环方面的反应。反应的程度取决于刺激的强度，轻则打喷嚏，重则呼吸心跳停止。鼻腔最重要的反射有鼻肺反射和喷嚏反射。鼻肺反射以鼻黏膜三叉神经为传入支，广泛分布于支气管平滑肌的迷走神经为传出支，以三叉神经核和迷走神经核为中枢核，形成反射弧。鼻肺反射是鼻部刺激性疾病引起支气管病变的原因之一。喷嚏反射的传入支为三叉神经，当鼻黏膜三叉神经末梢受到刺激时，发生一系列的反射动作，深吸气之后，随之以强呼气，鼻咽、口咽部肌肉联合运动，悬雍垂下降，舌根上抬，腹肌和膈肌剧烈收缩，声门突然开放，气体从鼻腔急速喷出，借以清除鼻腔中的异物和刺激物。喷嚏动作发生于伴有面部肌肉运动、闭眼、流泪、短暂性鼻分泌物增多、鼻黏膜充血等。引发喷嚏的原因较多，如吸入尘埃、刺激性气味、化学气体或致敏的花粉等，强光刺激如阳光、紫外线等，体表受凉，接触传染源，月经及妊娠期以及情绪激动等。喷嚏亦常为鼻部疾病如急性鼻炎、变应性鼻炎等或全身某些疾病如癫痫及低血糖、甲状腺功能减退等的症状之一。

4.鼻黏膜的其他功能

（1）免疫功能：鼻黏膜是局部黏膜免疫系统的重要组成部分，黏膜内的免疫活性成分在上呼吸道黏膜防御方面起着重要的作用。鼻黏膜的上皮细胞（杯状细胞）、黏膜下腺体（浆液腺细胞、黏液腺细胞），分泌性细胞（浆细胞）产生的分泌物，血管渗出血浆蛋白或由细胞合成和分泌免疫物质构成鼻黏膜免疫系统的基础。

来源于鼻黏膜的各种具有免疫防御功能的物质可分为非特异性与特异性两大类，非特异性免疫物质为天然免疫物质，包括各种抗微生物因子，如溶菌酶、乳铁蛋白、蛋白分解酶等。特异性免疫物质是在抗原的刺激下产生如免疫球蛋白A和G（IgA、IgG）。二者共同构成鼻黏膜的免疫屏障。

（2）鼻腔黏膜的吸收功能：人类鼻腔黏膜的表面积约为$150cm^2$，呼吸区黏膜表层上皮细胞均有许多微绒毛，可增加药物吸收的有效面积。鼻黏膜上皮下层有丰富的毛细血管、静脉窦、动-静脉吻合支以及淋巴毛细管交织成网，使吸收的药物可迅速进入血循环，以提高鼻腔用药的生物利用度。临床上目前应用的鼻腔喷用激素即利用了鼻腔黏膜的吸收功能。另有实验表明鼻腔滴用减充血剂可使血压上升或脉搏加快，儿科患者也有应用鼻腔滴用药物退热疗法。临床研究表明，鼻内投药的利用度可接近静脉注射的水平，明显高于口服药物的利用度。可经鼻内法投用的药物有心血管药、解热镇痛药、激素类药、抗生素、抗利尿药和免疫制剂等；对某些口服无效、必须静脉或肌内注射的药物，就可采用鼻内给药的方法。鼻内用药避免了药物对胃肠道的刺激和胃肠道对药物首次通过的代谢作用，与胃肠道的许多部位相比，鼻黏膜对药物的代谢甚为微弱，可提高药物的生物利用度；但必须注意药物对鼻腔黏膜的刺激性和其他鼻毒性，切忌滥用。

（姜　彦）

泪液排泄到鼻腔了吗？

泪液通过泪小点、泪小管、泪总管、泪囊和鼻泪管到达下鼻道的顶部。对于患有慢性泪囊炎等疾病的患者，眼科治疗方案是在眼内眦处切开进路进行泪囊鼻腔吻合术治疗；鼻科医生则在鼻内镜下经鼻腔进路在鼻丘的前方泪囊区手术，进行鼻腔泪囊造口术，面部不遗留瘢痕。

（姜　彦）

鼻毛有什么作用？

鼻毛有过滤、清洁作用，就像人体的哨兵，能黏住进入鼻腔的任何微小的灰尘，不使之侵入。对于较大的异物，如昆虫等进入鼻腔，鼻毛不但拦阻，还传导给神经，引起打喷嚏，把它们清除出来。鼻毛担负着阻拦灰尘、细菌随呼吸进入体内的使命。被鼻毛阻挡的灰尘、细菌再由鼻腔黏膜分泌出来的黏液黏住，形成鼻涕而排出体外。

（李晓艳）

鼻涕是如何生成的，哪些原因可引起流鼻涕？

人的鼻涕是由分布在鼻腔黏膜上的黏液腺分泌的一种黏液。正常人每天大约要分泌500~1000ml黏液，其作用是用来湿化和加温吸入的干燥的空气，同时也可以带走灰尘等异物。这些鼻涕都顺着鼻黏膜纤毛运动的方向，流向鼻后孔到咽部，加上蒸发和干结，一般就看不到它从鼻腔流出了。正常情况鼻涕是无色透明的，但是当鼻腔有感染时，鼻涕的颜色就改变了，具体颜色随不同的细菌菌种而不同。脓性涕就是典型的化脓性病变的表现。其实感冒时流鼻涕是人体一种自然的清毒作用，药物虽然可以制止流涕等不适症状，但也破坏了这种自然机制。常见的流鼻涕的原因包括：

（1）感冒，初期为清水样或者黏液性，后期可以出现脓涕。

（2）慢性鼻炎，鼻涕多为黏液性鼻涕，量可多可少。

（3）过敏性鼻炎，为流清水样涕，量较多，伴有打喷嚏，鼻痒感，可常年发作，也可以季节性发作。

（4）慢性鼻窦炎，多为黏液脓性分泌物，双侧或者单侧。

（5）鼻息肉，也可以出现流清水涕，感染时可以伴有流脓涕等。

（6）小儿的分泌比较旺盛，如果没有其他不适，可能为冷空气刺激鼻腔引起，不需要特别处理。单侧鼻塞伴涕中带血可能为鼻腔内异物引起。

（7）流黄水样分泌物，要考虑鼻窦内囊肿的可能。

（8）涕中带血，可以参照鼻出血的常见原因。

（9）其他原因，包括脑脊液鼻漏，萎缩性鼻炎等，后者以鼻干痂为主，鼻涕稠厚，少且臭。

（李晓艳）

什么是鼻炎，有哪些类型？

鼻腔直接与外界相通，容易受到外界有害因素的攻击，随着人类生活方式的改变、工业化的日益扩大、汽车尾气等有害气体排放、大气污染等诸多环境因素的影响，鼻腔炎症性疾病也日益增多，并有向儿童发展的趋势。鼻炎指的是鼻腔黏膜和黏膜下组织的炎症。鼻炎的表现多种多样。从鼻腔黏膜的病理学改变来说，有慢性单纯性鼻炎、慢性肥厚性鼻炎、干酪性鼻炎、萎缩性鼻炎等；从发病的急缓及病程的长短来说，可分为急性鼻炎和慢性鼻炎。此外，有一些鼻炎，虽发病缓慢，病程持续较长，但有特定的致病原因，因而有特定的名称，如变态反应性鼻炎（亦即过敏性鼻炎）、药物性鼻炎等。其中最常见的是急性鼻炎和慢性鼻炎。

（姜　彦）

急性鼻炎有哪些特点？

急性鼻炎由急性感染所致，俗称"伤风"或"感冒"，可有全身症状；以秋冬或冬春季之交多见。病情一般经过7~14天便逐渐好转。抵抗力强者可不治自愈。值得注意的是，许多急性传染病的前驱症状多伴有急性鼻炎的局部表现而缺乏传染病本身的特点，临床上应注意鉴别。

（姜 彦）

慢性鼻炎有哪些特点？

慢性鼻炎是鼻黏膜的慢性炎症，根据其发病原因和病理生理的不同分为以下类型。

（1）慢性单纯性鼻炎俗称慢性鼻炎，是常见的多发病，由急性鼻炎发展而来，与合并细菌继发感染、治疗不彻底和反复发作有关。临床上要与慢性肥厚性鼻炎与慢性鼻窦炎相鉴别。

（2）慢性肥厚性鼻炎由慢性单纯性鼻炎而来，是长期慢性炎症、瘀血而使鼻黏膜、鼻甲出现增生所致。此时黏膜增厚、组织弹性下降、鼻腔通气能力差，从而危害鼻的生理功能。

（3）干燥性鼻炎其发生与气候和职业因素等有密切的关系。系鼻黏膜长期受刺激而发生黏液腺体萎缩、分泌减少引起，黏膜因而干燥甚至有浅表糜烂。

（4）萎缩性鼻炎主要是鼻黏膜、骨膜和鼻甲骨萎缩；由于鼻组织萎缩，虽然鼻腔比较宽大，但鼻黏膜却丧失其正常的生理功能，且因鼻内干痂形成，患者仍感通气不畅。当有细菌感染时，其毒素及排泄物等产生恶臭气味，一经嗅到，终生不忘。

（5）干酪性鼻炎是一种罕见的鼻病。临床特征为鼻内干酪样物积聚，有恶臭，日久侵蚀软组织和骨质，发生鼻内、外畸形。在干酪样物质中发现有脱落上皮、坏死组织、化脓细胞、胆固醇结晶及霉菌样微生物。至于病因目前尚无定论。

（6）变态反应性鼻炎又称过敏性鼻炎，是鼻腔黏膜对吸入空气中的某些成分高度敏感所致。它的症状与感冒很相似，但1日内可多次发作；不发作时，则完全正常。过敏性鼻炎的发作有时与季节密切相关。传统的分类是依据变应原是否为季节性分为季节性变应性鼻炎和常年性变应性鼻炎，前者又称为花粉症。ARIA根据疾病的持续时间和对生活质量的影响，将变应性鼻炎分为间歇性、持续性、轻度和中-重度变应性鼻炎。典型的四大临床症状分别为鼻痒、阵发性喷嚏、大量清水样鼻涕和鼻塞。检查可见鼻黏膜苍白水肿，变应原皮肤点刺试验阳性，血清特异性IgE阳性。根据病史和特异性检查可以确诊，但需要与急性鼻炎相鉴别。

（7）药物性鼻炎是不恰当的鼻腔用药长期持续作用的结果，也可理解为是一种慢性鼻炎。其致病原因就是不恰当的鼻腔用药，包括使用作用强烈的鼻黏膜血管收缩滴鼻剂、药液浓度过高、非等渗药液、用药过量或长期用药等。这些均会损害鼻黏膜纤毛的结构，从而影响鼻黏膜的生理功能，产生临床病症。

（姜　彦）

鼻炎同感冒是什么关系？

急性鼻炎俗称"伤风"或"感冒"，是由病毒引起的鼻腔黏膜的急性炎性疾病。常在人体疲劳受凉等抵抗力降低或鼻黏膜的防御功能遭到破坏时而发病。病毒的感染又加重了人体免疫力的下降，继而引起寄居于人体鼻部和咽部的致病细菌增生，形成继发感染。急性鼻炎的症状常分为三个阶段：

（1）前驱期约1~2天，多表现为一般性的全身酸困，鼻及鼻咽部发干灼热，鼻干燥。

（2）急性期约2~7天，鼻塞加重，鼻涕增多，喷嚏，说话呈闭塞性鼻音，嗅觉减退。鼻腔内充满黏液性或黏脓性鼻涕，后为黄色脓样，同时可伴有发热、头胀、头痛等。

（3）末期（恢复期）鼻塞逐渐减轻，脓涕也减少，机体免疫力逐渐恢复，数日后则可自愈。

需要注意的是感冒的前驱期表现需与急性传染病（如流行性出血热、流感、麻疹、猩红热等）的前驱症状进行鉴别诊断，如果患者感冒超过1周未愈而且出现渐渐加重的趋势，建议去医院做相关的检查以排除相关的急性传染病。

（李晓艳）

鼻炎和鼻窦炎有什么区别？

严格意义上说，两者相互关联，很少说鼻炎和鼻窦炎单独发病，这是因为鼻腔和鼻窦的结构是相互关联的。往往两者相互影响造成恶性循环。从解剖学上讲，鼻腔是前后鼻孔之间的一个通气腔隙，鼻腔内面有鼻黏膜覆盖，鼻黏膜的炎症就是鼻炎；而鼻窦则是鼻腔周围、颅骨与面骨内的含气空腔，左右对称共4对，它们是上颌窦、额窦、筛窦和蝶窦。每个鼻窦都有一个与鼻腔相通的窦口，通过这个窦口，鼻腔黏膜与鼻窦内的黏膜互相延续。我们平常所说的伤风感冒，即鼻子不通气、打喷嚏、流清鼻涕、嗅觉减退，就是急性鼻炎的表现。在急性鼻炎时，如果治疗不当，鼻黏膜的炎症就可通过鼻窦开口蔓延到鼻窦内，使鼻窦内黏膜产生急性炎症，就是急性鼻窦炎。如果急性鼻炎和急性鼻窦炎反复发作，最后又可形成慢性鼻炎和慢性鼻窦炎。

（李晓艳）

鼻炎与鼻窦炎为何统称为鼻-鼻窦炎？

2007年由欧洲变态反应和临床免疫学会根据循证医学的方法制订的针对鼻窦炎、鼻息肉的循证诊疗指引（European Position Paper on Rhinosinusitis and Nasal Polyps 2007，即EP3OS）中，把鼻炎与鼻窦炎统称为鼻–鼻窦炎（rhinosinusitis），国内的命名也随之改变。鼻–鼻窦炎（包括鼻息肉）是指鼻腔、鼻窦的炎症，表现为两个或两个以上的鼻和鼻窦炎症的临床特征，其中应该具有鼻阻塞/充血和（或）鼻漏（前后鼻漏）中的至少一项，伴或不伴面部压疼痛/肿胀感，伴或不伴嗅觉减退/丧失；鼻内镜检查发现鼻息肉和（或）来源于中鼻道的黏脓性分泌物和或中鼻道黏膜肿胀或堵塞；鼻部CT检查发现窦口鼻道复合体或鼻窦内的黏膜改变。根据症状持续发生的时间分为急性、慢性，急性鼻-鼻窦炎是指症状持续时间小于12周，症状可以完全缓解，而慢性鼻-鼻窦炎是指症状持续超过12周的，症状未完全缓解或者可能加重。在过去将急性鼻炎统归为普通感冒，因此患者经常不清楚在鼻塞时是得了鼻炎还是感冒，现在将二者做了划分。对于普通感冒或急性病毒性鼻-鼻窦炎，症状的持续时间应该小于10天，而对于急性非病毒性鼻-鼻窦炎的症状应该是在起病后5天后加重或者症状持续超过10天，但应小于12周，划分的意义在于两者的治疗方案不同。

（姜　彦）

鼻炎会传染吗？

急性鼻-鼻窦炎又分为急性病毒性鼻-鼻窦炎（即普通感冒）和非病毒性鼻-鼻窦炎，其中急性病毒性鼻-鼻窦炎系上呼吸道病毒感染引起，被污染的食物或物体也可从鼻腔、咽腔进入机体致病，主要传播途径是飞沫直接吸入，所以具有一定的传染性，在患病期间，应注意休息与适当隔离。

慢性鼻炎（包括慢性单纯性、肥厚性鼻炎）是鼻黏膜层和下层的慢性炎症，多由全身因素或局部解剖变异因素以及职业环境因素、生活习惯等引起，常无明确的病原微生物感染，故慢性鼻炎本身不具有传染性。

（姜　彦）

鼻炎会遗传吗，会转变成鼻癌吗？

虽然观察到慢性鼻-鼻窦炎有家族性，但目前仍未有证据证实哪种遗传与其有关。慢性鼻炎中只有萎缩性鼻炎具有遗传性，人们通常说的鼻炎多是指慢性单纯性鼻炎或肥厚性鼻炎，二者均无遗传因素可考证。现实生活中，一家几口人或者老少几代均患鼻炎的情况也常有出现，这主要是因为他们所处的生活环境相同，长期形成的共同的生活习惯、饮食结构，也和自身体质有关。

变应性鼻炎（又称过敏性鼻炎）属于特应性变应性疾病，关于特应性变应性疾病遗传因素的研究，主要从两方面着手，即家族研究和单卵孪生研究。有学者对数千对孪生者进行调查，询问有无变应性疾病（花粉症、支气管哮喘和常年性变应性鼻炎）的病史，发现孪生者相互之间同时患有变应性疾病的概率仅为20%，由此说明变应性疾病可能是一种低遗传性疾病，发病条件具有环境和遗传两种因素，而且环境因素可能更重要。所以说变应性鼻炎具有遗传性，但发病的更重要原因可能是受其所处环境的影响。

目前恶性肿瘤已成为危害人类健康的常见病，耳鼻喉科的恶性肿瘤占全身肿瘤的20%~25%，但是根据国内外大量临床研究资料表明，鼻癌与鼻炎之间并无任何直接关系，所以有人担心鼻炎会转变成鼻癌，这种担心是完全没有必要的。

（姜 彦）

鼻炎会引起耳部疾病吗？

鼻腔与颜面部器官相互交通，从解剖位置看，鼻和耳之间通过咽鼓管相连。咽鼓管咽口位于鼻咽侧壁，距下鼻甲后端约1~1.5cm。故下鼻甲肿胀或肥厚时常引起鼻塞，进而影响咽鼓管通气和引流。在正常情况下，咽鼓管通过其软骨段管腔的开闭具有调节中耳气压，使之与外界大气压基本保持平衡的功能。同时通过咽鼓管黏膜的纤毛运动，可使分泌物自中耳向鼻咽部排出，从而对中耳起到引流作用。鼻炎时引起鼻甲肥大，咽鼓管咽口被阻塞，外界空气不能进入中耳，中耳内原有的气体逐渐被黏膜吸收，腔内形成负压，中耳黏膜肿胀，毛细血管通透性增加，中耳黏膜发生一系列病理变化，杯状细胞增多，分泌增加，形成鼓室积液，导致中耳炎。如婴幼儿中耳炎，多伴有鼻腔内炎性病变（多由上呼吸道感染引起）。鼓室积液妨碍了声波的传导从而引起听力逐渐减退。

（姜　彦）

鼻炎会引起咽炎吗？

鼻腔通过鼻咽部与口腔、咽喉部相通，故鼻腔的炎性病变可以累及邻近器官；长期的鼻涕后流还会引起儿童的咽炎、消化不良等。有些常年鼻炎患者有咽炎的发生，因为鼻炎会导致鼻腔的通气引流改变，使鼻腔黏膜的保温加湿功能受到影响或丧失，气流直接经鼻腔刺激咽喉部，久而久之会导致咽炎的发生。

（姜　彦）

如何认识儿童鼻-鼻窦炎？

儿童鼻-鼻窦炎是一种多发病和常见病，但是由于儿童的急性鼻-鼻窦炎多伴有上呼吸道感染症状，全身症状较重，故多到呼吸科或小儿科就诊，对于鼻部症状的治疗并不系统。儿童鼻-鼻窦炎与成人相比，有其特殊性，治疗方案也有不同。

儿童的鼻窦炎由于其鼻窦的发育时间有早有晚，不同年龄，鼻窦炎的发病也不同。在出生时即具有筛窦，随后上颌窦发育，在6~7岁时，儿童的额窦、蝶窦大部分发育，故在出生后即可患有急性筛窦炎，在7~10岁时可发生额窦炎和蝶窦炎。儿童容易罹患鼻-鼻窦炎的原因在于：儿童机体抵抗力弱、机体免疫功能不健全、对外界适应能力差，故在上呼吸道感染时常引发鼻-鼻窦炎的发作；儿童鼻腔鼻道相对狭窄，而鼻窦开口则相对较大，故鼻腔引流不畅、分泌物较多时，鼻窦开口容易堵塞、细菌滋生，导致鼻-鼻窦炎的发生；还有些儿童的扁桃体、腺样体肥大，反复诱发鼻腔、鼻窦炎症；另有些儿童系特异性变应性体质（即过敏性体质），在遇到过敏性物质时，机体的变态反应导致鼻腔、鼻窦黏膜的水肿，影响引流，也会导致炎症的发生或加重。急、慢性儿童鼻-鼻窦炎患者大多都有流涕、咳嗽的症状，另外急性患者还有发热、疼痛不适，慢性患者大多有鼻塞、张口呼吸现象，少数会罹患中耳炎。有些家长发现孩子感冒后鼻塞、有脓涕时，一味给予消炎药、滴鼻药，并不能有效缓解，原因在于儿童鼻-鼻窦炎的治疗有别于成年人，按成人治疗鼻炎的方式并不能照搬于儿童。对于儿童急性鼻-鼻窦炎伴有严重并发症或化脓者，可以经静脉应用抗生素，对于症状严重的但是未产生并发症者可以口服抗生素，对于不严重者则根据有无合并哮喘、中耳炎等酌情给药，抗生素一般首选 β-内酰胺类（如阿莫西林克拉维酸钾）或二代头孢类抗生素（如头孢呋辛酯）。鼻腔冲洗和鼻用糖皮质激素也是有效的缓解方法，有的家长对于给儿童应用激素特别忌讳，认为给孩子使用激素，会产生终身影响；但是局部应用激素，尤其是第二、三代鼻用激素（如内舒拿鼻用喷剂）已经证明不会对儿童的生长发育等产生长期不利影响。慢性鼻-鼻窦炎的儿童一般无须特殊治疗，随着儿童的免疫系统、机体抵抗力逐渐完善，可自行恢复。对于是否需要对儿童鼻-鼻窦炎患者进行手术治疗，是家长们特别关注的问题。一般临床上对儿童患者首先采取保守治疗方案，有严重合并症（如巨大鼻息肉、鼻腔外侧壁内移引起鼻腔完全阻塞者，已经产生眼眶并发症如眶脓肿、颅内并发症，上颌窦后鼻孔息肉、黏液脓性囊肿、真菌性鼻窦炎者）的是手术的绝对适应证；经过系统的药物治疗后仍然反复发作或加重的患者，也可进行手术治疗，但要注意尽量保护正常的结构。对于合并腺样体肥大的儿童，应当考虑到是否有相互影响，单纯的治疗鼻腔、鼻窦炎症，并不能完全治愈时，可以考虑腺样体的摘除。

（姜　彦）

什么是鼻窦真菌感染？

鼻窦真菌感染是临床上常见的一种鼻-鼻窦炎症，称为真菌性鼻-鼻窦炎。常见的致病菌为曲霉菌属，曲霉菌是条件致病菌，易感于一些免疫力低下的患者。真菌性鼻-鼻窦炎临床上分为侵袭性和非侵袭性两种。前者起病凶险，常引起骨质破坏，侵犯鼻腔周围重要结构，如眼眶和颅等，并经血液入侵肝、脾和肺等脏器，严重者会引起死亡。后者可以表现为慢性鼻窦炎症状，一般无全身症状，CT检查可以看见高密度钙化斑而确诊。治疗主要以手术切除病变部分，建立鼻窦良好的通气和引流为主，抗真菌药物治疗效果不确定。

（姜　彦）

什么是药物性鼻炎？

全身或局部长期应用某些药物引起鼻塞的症状时，称为药物性鼻炎。长期滴用鼻减充血剂，如萘甲唑啉（滴鼻净）、麻黄素及其他 α-肾上腺素受体激动剂等，所致鼻黏膜的慢性中毒反应，亦称"中毒性鼻炎"。

临床上经常遇到患者因鼻塞或感冒而自行到药店或不正规的医疗场所购买鼻腔滴剂。此类的鼻腔滴剂多为鼻腔血管收缩剂，富含血管收缩药物，应用血管收缩剂滴鼻后黏膜小动脉立即收缩，会产生鼻腔通气的效果，但是长期或过量的使用会使鼻腔的血管弹性降低。一般连续应用10日后鼻黏膜因长时间血管收缩而缺氧，引起反应性血管扩张，腺体分泌增加，鼻黏膜上皮纤毛功能障碍，甚至脱落。黏膜下毛细血管通透性增加，血浆渗出水肿，日久可有淋巴细胞浸润，这就产生了药物性鼻炎。

药物性鼻炎的一般表现为鼻腔减充血剂应用初期，鼻黏膜反应明显，黏膜及鼻甲血管收缩，鼻通气效果显著，连续应用超过3~5天，由于局部血管收缩疲劳和反应减退，以及血管舒张代谢产物的蓄积，引起继发性的血管扩张。效果渐差，药物作用持续时间缩短，药物失去作用后，鼻塞反更加重，此时多数患者增加滴药剂量或滴药频率，随着滴药次数的频繁，产生了恶性循环，出现典型的"多用减效"现象。

对于药物性鼻炎的患者，首先应停用鼻血管收缩剂滴鼻，可改用生理盐水冲洗鼻腔；可以口服三磷酸腺苷药物、喷用鼻腔局部用激素（如雷诺考特、内舒拿等）。

（姜　彦）

什么是血管运动性鼻炎？

血管运动性鼻炎是神经内分泌对鼻黏膜血管、腺体功能调节失衡而引起的一种高反应性鼻病。本病病理机制错综复杂，许多环节仍不甚清楚，故给临床确切诊断和有效治疗带来一定困难。发病无显著性别差异，儿童很少有血管运动性鼻炎发生。

（李大伟）

什么是过强反射性鼻炎？

过强反射性鼻炎是由于鼻内局部感觉神经轴突反射过强引起的一种高反应性鼻病。以往将其并入血管运动性鼻炎，属其中的"喷嚏型"。现随着对神经肽P物质的认识，人们开始将本病列为一相对存在的鼻炎类型，Wolf（1988）将其称为过强反射性鼻病。

（李大伟）

什么是嗜酸细胞增多性非变态反应性鼻炎？

嗜酸细胞增多性非变态反应性鼻炎又称非变应性鼻炎伴嗜酸细胞增多综合征（NARES），是一种以鼻分泌物嗜酸细胞增多为特征的高反应性鼻病。

（李大伟）

什么是鼻前庭炎？

鼻前庭炎是发生在鼻前庭皮肤的弥漫性炎症，分为急性和慢性两种。

急性者，患者感鼻前庭处剧痛，检查见鼻前庭内及其与上唇交界处皮肤弥漫性红肿，或有皲裂及浅表糜烂，鼻毛上附有黏脓块等；慢性者，患者感觉鼻前庭处有痒、灼热、干燥及异物感，检查见鼻前庭鼻毛稀少，局部皮肤增厚，甚至结痂或皲裂。急慢性鼻炎、鼻窦炎、变应性鼻炎等鼻分泌物刺激是该病重要致病因素之一。

（李晓艳）

什么是鼻前庭湿疹？

鼻前庭湿疹是发生在鼻前庭的一种皮肤损害，表现为一种具有明显渗出倾向的皮肤炎症反应，皮疹多样性，慢性期则主要表现为局部浸润和肥厚。皮肤损害可蔓延至鼻翼、鼻尖及上唇等处皮肤，瘙痒较剧，多见于儿童，可分为急性、亚急性和慢性3种。湿疹为过敏性皮肤病，引起湿疹的原因很多，有内在因素和外在因素的相互作用，常是多方面的。鼻前庭湿疹可能是面部或全身湿疹的局部表现，也可能单独发生。慢性鼻炎、急慢性鼻窦炎的脓性分泌物的经常刺激、浸渍是鼻前庭湿疹的主要原因。

（李晓艳）

什么是鼻息肉？

鼻息肉是一种鼻部常见病，多见于成年人。好发于筛窦、上颌窦、中鼻道、中鼻甲及筛泡等处。表现为渐进性持续性鼻塞，多涕，嗅觉障碍，头痛，听力下降，鼻腔内可见一个或多个表面光滑，呈灰白色、半透明的新生物，状如荔枝肉，触之软，不易出血，亦无疼痛。鼻黏膜长期慢性炎症或鼻窦脓性分泌物的经常刺激是鼻息肉形成的重要因素之一，使鼻黏膜充血、肿胀、静脉瘀血、渗出增加，加之细菌毒素作用，促使小血管渗出增加及黏膜水肿加重，久之发生息肉样变。

（李晓艳）

鼻息肉为什么有很显著的复发倾向？

鼻息肉的形成是多种因素共同作用的结果。其中重要的因素有变态反应和慢性炎症，如果上述因素未予解除，那么鼻息肉摘除后很容易复发。鼻息肉术后复发的另一个重要因素为手术中鼻息肉摘除不彻底，导致术后残余的小息肉长大或残留的息肉蒂部长出新息肉。

（李晓艳）

什么是局部过敏性鼻炎？

2018年我国引进出版了英文版的过敏性鼻炎诊疗指南。新版指南提出，应重视局部过敏性鼻炎的诊断。局部过敏性鼻炎是指鼻部症状明显，有鼻痒、阵发性喷嚏、流涕，鼻塞等，但无全身变应性表现，皮肤点刺试验和血清特异性IgE均为阴性。这类患者常需要做进一步的检查，如鼻激发试验，来确诊或者排除过敏性鼻炎。

（高　尚）

什么是鼻息肉的内表型？

慢性鼻窦炎鼻息肉是由环境因素和免疫因素共同作用引起的鼻窦黏膜的慢性炎症伴有息肉样增生，虽然临床表现都是鼻塞、黄脓涕、头痛、嗅觉下降等，但不同的鼻息肉常有不同的致病因素及炎症因子，治疗方式及效果也往往不同。就如同一笼包子，看上去都是白白嫩嫩，但里面馅可能完全不同，有的是鲜肉，有的是豆沙。慢性鼻窦炎鼻息肉，组织中有的以中性粒细胞及淋巴细胞为主，有的以嗜酸性粒细胞为主。有的组织中含有大量炎症因子，如白介素4/5/13等，有的含量却很低。以中性粒细胞及淋巴细胞为主者通过鼻喷激素、抗炎或/和常规的功能性手术治疗，常能取得很好的效果，复发率低。而组织中嗜酸性粒细胞含量越高，复发率越高。这种外在观察不到的免疫类型，就称为鼻息肉的内表型。了解了不同的内表型，就可以对鼻息肉进行精准的治疗，比如通过口服激素、抗组胺药物、轮廓化的鼻窦手术来治疗容易复发的鼻窦炎鼻息肉；甚至通过靶向拦截炎症因子，达到不用手术的目的，实现鼻息肉的"内科切除"。

（高　尚）

为什么要重视"鼻部的健康问题"？

鼻腔是呼吸道的第一道门户，所有的空气都是经过鼻腔吸入以后，然后到咽喉，再到支气管和肺部，所以说鼻腔的功能决定了空气的清洁度。同时鼻腔还有很多其他的生理功能，比如说加温、加湿，使得吸入肺部的空气是湿润的、干净的。鼻腔的功能定位非常重要，它是整个呼吸道器官的守护神。

目前，因为环境的变化如雾霾的影响，过敏原不断增多，当然还有新冠病毒，这些都是通过鼻腔吸进去的。如果没有健康的鼻腔，那呼吸道整个就会暴露在危险之中，就有可能得鼻炎、鼻窦炎甚至支气管炎、肺炎等等疾病。因此，我们说鼻腔的健康维系是非常关键的。

（张天振）

慢性鼻炎会给患者的日常生活带来怎样的影响？

幸福生活是每个人的愿望。可是慢性鼻炎会严重影响患者朋友的生活质量，降低学习和工作效率，损害个人情绪，也会影响个人形象，妨碍社交。经过一些鼻–鼻窦炎生存质量量表的研究发现，慢性鼻炎总体上对女性患者影响比男性患者要大。同时，在美国，慢性鼻炎损害了约5000万人的健康生活。

鼻炎是鼻腔表面黏膜的慢性炎症，它主要表现为：

（1）鼻痒，有时候还有眼睛痒、喉咙痒和咳嗽。

（2）鼻塞很重时，影响呼吸，发音时有闭塞性鼻音。

（3）晚上发鼻炎，往往影响睡眠。

（4）反射性打喷嚏，阵发性发作，从几个到数十个不等。

（5）伴发大量清水样鼻涕，如果合并感染，有黄脓涕增多。

（6）严重的鼻炎，让人头疼头闷，精神不能集中，记忆力减退。

（7）部分患者嗅觉减退，清香和美味都不能很好享受了，鼻炎发作的时候，鼻腔对刺激性气味，比如烟酒、香水等更加敏感。

上述一系列的表现，严重影响了鼻炎患者的正常生活。为了避免过敏，许多患者朋友只好减少外出。有些患者，为了通气舒服，不得不用了很多缩血管药物的滴鼻剂，比如呋麻喷鼻液，最后引起药物性鼻炎或萎缩性鼻炎，鼻塞更加严重，长期张口呼吸，导致喉咙干燥，嗅觉也进一步下降。而且鼻子干痂越来越多，分解产生腐烂臭味，患者自己不觉得，他人靠近可闻，俗称"臭鼻症"。鼻腔表面黏膜萎缩，鼻腔调温保湿功能减退，吸入冷空气刺激，头痛也厉害了，睡眠越来越差。鼻腔表面黏膜变薄、干燥，血管暴露，挖鼻或鼻涕黏稠导致小血管破裂，出现鼻出血，有时鼻出血比较严重。

鼻炎已经成为一个日益明显的健康问题，给人们带来严重危害，给社会造成沉重的财政负担。所以，及时发现、诊断和治疗慢性鼻炎是有积极意义的。健康对一个人是最重要的，每个人都应该关心自己健康的细节，出现健康问题，及时就诊治疗。

（朱正华）

过敏性鼻炎可能影响学习能力吗？

长期以来，人们往往低估了此病对患者（特别是儿童）生活质量的不良影响。殊不知，过敏性鼻炎除了表现为流涕、喷嚏、喉痒之外，对于人的大脑功能，包括认知能力、情绪和精神运动能力也有十分显著的影响。

目前过敏性疾病在全球的发病率有增长趋势。以过敏性鼻炎为例，在澳大利亚、芬兰、意大利、美国和中国的发病率已呈明显上升趋势。因而抗过敏药物的需求量大增，由此而带来的种种药物不良反应也成为隐患；特别是在美国和其他地方，患季节性过敏性鼻炎的儿童上学时常常受到镇静类抗过敏药带给他们的额外负担。据了解，现在大约有10%的学龄儿童和21%~30%的少年患季节性过敏性鼻炎，缺课和学习成绩低下被认为是此病带给个人和社会的最严重的影响。

事实上，加拿大学者Juniper早在1996年的研究中就注意到，患有急性季节性过敏性鼻炎的青少年通常缺少良好的睡眠，在校学习时很难集中精力，因感觉困乏而不愿参加户外活动；此外，脾气也变得暴躁，自我感觉不好。一项用语言学习来反映认知能力的研究发现，在春、秋两季，患有良性季节性过敏性鼻炎的孩子学习能力较无良性季节性过敏性鼻炎者差，而在冬季则不显示差别。对情绪变化的研究也有类似的结果。Juniper发现，78%的过敏性疾病患者有严重的睡眠障碍，包括入睡困难、睡眠深度不够、觉醒后疲劳等。70%的过敏性疾病患者有夜间鼻黏膜充血，因而造成经鼻呼吸困难，被迫张口呼吸，可引起打鼾、缺氧以及睡眠呼吸中断等情况，影响正常睡眠。

为了不影响儿童正常睡眠和休息，控制儿童的过敏症状非常重要，这可以改善儿童的生活和学习质量，但在为儿童选择过敏用药时需非常慎重。对季节性或非季节性过敏性鼻炎进行治疗常用的是抗组胺药物。按照美国食品与药物管理局（FDA）的标准，抗组胺药分为有镇静作用的和无镇静作用的两类。研究表明，有镇静作用的抗组胺药会进一步加重过敏性鼻炎患者本来就有的犹豫不决、口头表达和反应能力下降的症状。结果会相继影响包括儿童和成人的许多日常安全行为的能力，降低学习能力、记忆力和注意力，甚至增加职业性损伤的危险性。鉴于此，美国FDA已明确要求在镇静类抗组胺药物说明书中特别警告服用者注意其不良反应。目前人们更喜欢服用无镇静作用的抗组胺药。此类药物不会产生中枢神经系统的不良反应，没有镇静作用，也不损害患者的行为。目前在这类药物中，要数开瑞坦（氯雷他定）的应用最多。由于上面提到的原因，对在校的儿童治疗最好不用镇静性抗组胺药（尽管在长期治疗后孩子可能产生对药物镇静作用的耐受性。事实上，大多数儿童是随着气候的变化所引起的症状的消长而间歇性地接受治疗的）。只要有可能，对患有季节性过敏性鼻炎的在校儿童应让其服用非镇静性抗组胺药。它虽未能完全逆转过敏体质儿童的学习成绩减退，但它不会加重这种情况的发生。

（李晓艳）

将鼻涕咽下去要紧吗？

将鼻涕吞进肚子是一种不良习惯，有损于身体健康。因鼻子吸入的大量空气中含有许多细菌和霉菌等，故鼻涕中亦隐藏着各种病菌。如果将鼻涕擤出体外可以起到清洁呼吸道的作用。反之，若将鼻涕咽入胃中则会对健康留下隐患。因为当人体一旦消化功能障碍，消化液分泌减少，体质衰弱，抵抗力下降，这些夹在鼻涕中的病菌便会乘虚而入，侵害人体。另外，大量的鼻涕咽入腹中，会刺激胃黏膜，引起食欲减退、恶心、呕吐等消化道症状，对人体健康也是不利的。

（李晓艳）

鼻炎影响美容吗？

萎缩性鼻炎可以使黏膜骨质血管发生动脉内膜炎和周围炎，血管腔狭窄和闭塞，黏膜供血不足，导致黏膜、腺体、骨质萎缩，鼻甲骨质吸收，会有鼻干、鼻臭等症状。一般不会破坏面部容貌，但是严重者可有鼻外形变化，如鼻梁平宽，鼻孔扁平，鼻翼掀起，状似鞍鼻。

小儿患有慢性鼻炎，因鼻塞长期张口呼吸可使面部发育障碍，引起上颌骨变长、牙齿向外突、嘴唇变厚等所谓的增殖体面容或鼻病面容。

（李晓艳）

鼻炎会影响怀孕吗？

得了鼻炎后，因鼻塞严重影响孕妇睡眠，常在夜间被憋醒或改用嘴呼吸，结果是嗓子难受口唇干燥，严重影响睡眠和心情。有些孕妇会因长期鼻塞而出现缺氧的症状。鼻炎被不少孕妇看作仅仅是鼻塞的"小毛病"，却不知道，鼻炎若不及时治疗，会酿成许多后患。鼻腔与咽腔相通，鼻腔发炎，累及咽腔，易引起咽炎，向下可连累喉部，发生喉炎；炎症向上蔓延，还可引起眼病和中耳炎。鼻炎若不及时治疗，还可引起鼻甲肥大、鼻息肉及副鼻窦炎，导致头晕、头痛、多梦、记忆力减退、神经衰弱，甚至长期低热等，严重影响了孕妇的生活质量。

（李晓艳）

孕妇患有鼻炎对胎儿有影响吗？

孕妇患有鼻炎对于胎儿易造成宫内缺氧，这对胎儿的发育极为不利，不过大多数孕妇不用担心，多数情况下人体的生理功能会提醒你改变呼吸方式，比如因呼吸困难而被憋醒或改用嘴呼吸等。因为目前治疗鼻炎的药物大多含有麻黄素，孕妇服用了这些药物，药物会通过胎盘进入胎儿体内，很可能造成流产或导致胎儿发育畸形。如果鼻塞特别严重，可以适当用一些1%麻黄素液3~5天，不过，不能长期使用。如果孕妇患有过敏性鼻炎还可能造成胎儿出生后的过敏体质，因为过敏性鼻炎是可以遗传的。

（李晓艳）

小儿患慢性鼻炎对发育有什么影响？

年龄在14岁以下的少年儿童，因其正处在高速成长发育期，如果长期患有慢性鼻炎，可导致鼻腔不畅通而影响呼吸，使夜间睡眠不好并张口呼吸，白天也会因鼻塞而情绪不佳，易发脾气；另外，鼻腔不畅通会使机体长期处于慢性缺氧状态，从而使全身各系统发育受到不同程度的影响，尤其是对神经系统大脑发育影响最为严重，会引起智力下降、记忆力下降、思维不集中、反应迟钝等，让孩子"变傻"。另外，儿童患慢性鼻炎后，因不会擤鼻涕而淤积鼻道导致中耳腔发炎；大量的鼻涕如向后抽吸而咽入腹腔，会刺激胃黏膜引起食欲减退，引发多种疾病。

（李晓艳）

急性鼻炎会导致全身性疾病吗？

急性鼻炎是一种鼻黏膜急性炎症。当人体由于各种原因而致抵抗力降低或鼻黏膜功能受损时，病毒便侵入人体，并生长繁殖，以至发病。同时，原存于鼻部和咽喉部的病菌也会趁机繁殖、活跃，形成继发感染。如果这时未能得到及时和较好的治疗，感染将继续蔓延而引起鼻窦炎、中耳炎、咽炎、喉炎、气管炎、肺炎，并可引起风湿热、病毒性心肌炎、急性肾小球肾炎等并发症。

（李晓艳）

中医是怎样认识鼻炎的？

中医学认为人是自然界万物中的一员。自然界中四季、六气、地域、环境及万物生长代谢都与人的生命活动密切相关，是谓"天人合一"。鼻作为人的呼吸器官，与自然界的接触尤为密切，外界因素如风、寒、湿、燥、火（热）、粉尘、气味、花粉等都能引起鼻病。所以中医治疗鼻病要把鼻与脏腑、人与自然看成一个整体来综合治理。鼻病的病因不同，病程不同，阶段不同，体质不同，兼症不同，环境地域不同可出现不同的临床症状和病理变化。中医讲究辨证论治，就是把收集的临床资料加以分析、归纳得出一个包括病因、病位、病邪性质、邪正关系的"证"的概念，叫辨证。然后根据"证"制定治则治法、选方遣药，为论治。鼻乃清窍，为肺之门户，其呼吸之畅通，嗅觉之灵敏全赖清阳充养。

　　鼻窦炎属中医"鼻渊""脑漏"范畴。多由气虚不固，外邪侵袭，邪入化热，灼腐生脓，滞留空窍、弥散清空，清浊不分，窍隙闭塞，引致鼻塞流涕、头痛头胀、智力昏蒙、身疲肢倦、常易外感。外感后鼻窦炎又加重，如此互为因果，反复发作。在此病理机制中，痰浊脓液既是病理产物，又是新的病因。故清除痰浊脓液，杜绝痰浊之源是治愈本病的关键。故升清降浊则是最有效最根本的治疗法则。

（李晓艳）

急性鼻炎的中医病名有哪些？

　　中医称急性鼻炎为伤风鼻塞、外感风寒，俗称"伤风""感冒"，与西医的感冒症状大致相同。中医对伤风所致的鼻塞早有认识，大部分散载于"伤风""鼽嚏""流涕""鼻窒"等病内。如《明医杂著》中说"其平素原无鼻塞旧症，一时偶感风寒，而致窒塞声重，或流清涕者，自作风寒治。"

（姜　彦）

病因篇

- ◆ 急性鼻炎的常见诱因有哪些?
- ◆ 慢性鼻炎的常见诱因是什么?
- ◆ 干燥性、萎缩性鼻炎的常见诱因有哪些?
- ◆ 鼻窦炎的常见诱因是什么?
- ◆ 慢性鼻炎与环境因素有关系吗?
- ◆ ……

急性鼻炎的常见诱因有哪些？

急性鼻炎的常见诱因分为全身因素和局部因素：

全身因素包括如受凉、过劳、营养不良、烟酒过度、维生素缺乏、内分泌失调以及心、肝、肾等全身疾病等，可影响新陈代谢的正常过程，导致免疫功能下降。实验证明，当四肢皮肤受到寒冷刺激时，可引起鼻部血管痉挛，组织缺氧，鼻黏膜温度降低，纤毛输送功能障碍，SIgA减少，对病毒的抵抗力下降。体质因素在发病中亦有一定的影响，如据估计，约有10%的人群很少患本病。此外，居住拥挤，室内通风不良，空气干燥等环境因素亦为诱因之一。

局部因素包括鼻腔的慢性疾病和临近的病灶性疾病，可妨碍鼻腔的通气引流，影响其生理功能，有利于病原体在局部生长繁殖。如鼻中隔偏曲、慢性鼻炎、鼻息肉、慢性鼻窦炎、慢性扁桃体炎等。

（王文栋）

慢性鼻炎的常见诱因是什么？

致病因素有全身、局部和职业因素以及环境因素等方面。全身慢性病如贫血、结核、糖尿病、风湿病等均可引起鼻腔黏膜的长期瘀血或反射性充血；维生素缺乏、长期烟酒过度会导致鼻腔黏膜血管舒缩功能障碍、黏膜肥厚、腺体萎缩；甲状腺功能低下、青春期、月经期、妊娠期等鼻黏膜发生充血、肿胀、有的有黏膜肥厚。局部因素有：急性鼻炎反复发作、治疗不彻底导致迁延不愈，形成慢性鼻炎；因鼻腔鼻窦慢性炎症、鼻中隔偏曲、鼻腔肿瘤、异物等影响鼻腔通气引流、细菌等微生物局部积留，反复发生炎症刺激而引起。工作或生活中长期处于粉尘或化学物质刺激环境以及环境温度、湿度急骤变化等，也会损伤鼻腔黏膜的纤毛功能，诱发本病。

（王文栋）

干燥性、萎缩性鼻炎的常见诱因有哪些？

有的患者误认为鼻腔干燥就是得了萎缩性鼻炎，其实二者是不同的两种鼻病。萎缩性鼻炎也表现为鼻腔干燥、分泌物少，并伴有鼻黏膜和鼻甲的萎缩。而干燥性鼻炎并不出现鼻黏膜和鼻甲的萎缩。其主要原因有环境干燥、高温、过冷，大量吸入粉尘、吸烟以及消化不良、贫血、肾炎、便秘等。

萎缩性鼻炎病因有原发性和继发性。原发性多见于青春期女性，可能的因素有营养不良、家族遗传性、内分泌紊乱、自身免疫病等；如鼻腔黏膜长期受到有害气体、粉尘或长期处于高温干燥环境中，也会导致鼻腔黏膜萎缩。继发性多为长期鼻炎或鼻部手术后，有的鼻腔手术中过多地切除了组织，导致鼻腔过分宽大、通气过度，发生黏膜萎缩；有些特殊性感染如结核、梅毒、麻风等损害鼻黏膜后，也会产生萎缩性鼻炎。

（王文栋）

鼻窦炎的常见诱因是什么？

诱因主要有感染、变态反应与免疫性疾病、鼻腔鼻窦解剖异常。其中病毒感染、细菌感染、真菌感染比较多见，一般是微生物在鼻腔内积留，沿着窦口黏膜进入鼻窦内，导致鼻窦黏膜的病变；或者感染导致鼻腔黏膜肿胀，鼻窦引流不畅、继发细菌等感染。呼吸道变态反应性疾病和免疫性疾病是鼻窦炎的重要因素。研究发现在成人中有15%~30%的相关性，儿童的比率更高（35%~80%），这也是为什么在治疗鼻窦炎时有时加用抗过敏药。鼻腔鼻窦的解剖异常会导致窦口的堵塞，如鼻中隔偏曲、鼻甲肥厚、中鼻甲反向弯曲等都会引起鼻窦引流通路的狭窄或完全闭塞，久而久之，鼻窦内分泌物无法排除，积聚后引发鼻窦炎。现在的研究还发现鼻腔鼻窦黏膜纤毛运动不良或不动也是造成鼻窦炎的因素之一。另外长期鼻腔插管（鼻饲饮食时，常会将一根细管经鼻腔插入到胃内）、胃食管反流酸性物质刺激、头面部放射性损伤等也可导致鼻腔鼻窦黏膜损伤。

另外，一些特殊机体状态也会导致鼻-鼻窦炎的发生。①妊娠状态：大约有1/5的妊娠妇女出现鼻炎症状，可能和雌激素、孕激素以及胎盘生长素对鼻黏膜的直接作用有关，导致黏膜血管的收缩舒张发生改变；②幽门螺旋杆菌和喉咽反流：在慢性鼻-鼻窦炎患者检查中有部分检测到幽门螺旋杆菌（HP）的DNA；喉咽部的反流酸性物质、HP细菌本身都会造成黏膜的损伤，故HP和喉咽反流可能和鼻-鼻窦炎也有相关性。

（王文栋）

慢性鼻炎与环境因素有关系吗？

慢性鼻炎是指鼻腔黏膜或黏膜下的炎症持续数月以上，或炎症反复发作，间歇期亦不能恢复正常，且无明确的致病微生物感染，伴有不同程度的功能紊乱者。慢性鼻炎通常包括慢性单纯性鼻炎、慢性肥厚性鼻炎、干燥性鼻炎和干酪性鼻炎，其中慢性干燥性鼻炎常与职业和环境因素有关，如长期或反复吸入粉尘（如水泥、煤尘、面粉等）或有害的化学气体（如SO_2、甲醛等），生活或生产环境中温度和湿度的急剧变化（如炼钢、冷冻作业等）均可导致本病。

（李晓艳）

慢性鼻炎同人体全身状态有关吗？

慢性鼻炎常为全身疾病的局部表现，同人体全身状态密切相关：①许多慢性疾病，如贫血、糖尿病、风湿病、结核、心、肝、肾疾病和自主神经功能紊乱以及慢性便秘等，可引起鼻黏膜血管长期瘀血或放射性充血；②营养不良，如维生素A、维生素C缺乏，可致鼻黏膜肥厚，腺体退化；③内分泌失调，如甲状腺功能减退可引起鼻黏膜水肿；在妊娠后期和青春期，鼻黏膜常有生理性充血、肿胀，而有慢性鼻炎表现，妊娠期者有"妊娠性鼻炎"之称。这种生理现象大多在青春期后或分娩期后缓解，少数"妊娠期鼻炎"可演变为"产褥期肥厚性鼻炎";④烟酒嗜好,或长期过度疲劳,可致鼻黏膜血管正常的舒缩功能障碍;⑤免疫功能障碍和变态反应等。

(李晓艳)

慢性鼻炎发病的局部因素是什么?

慢性鼻炎的局部病因包括:①急性鼻炎反复发作,或发作后未获彻底治疗,鼻黏膜未能恢复正常,而演变为慢性鼻炎;②鼻腔及鼻窦慢性疾病的影响,如慢性化脓性鼻窦炎时,鼻黏膜长期受到脓液的刺激,严重的鼻中隔偏曲,因长期妨碍鼻腔的通气引流,导致鼻黏膜容易反复发生炎症,不易彻底恢复;③邻近感染病灶的影响,如慢性扁桃体炎、腺样体肥大等;④鼻腔用药不当,或用药时间过久,如长期用萘甲唑啉(滴鼻净)或麻黄素滴鼻,丁卡因、利多卡因等局麻药亦可损害鼻黏膜的纤毛输送功能。

(王文栋)

干酪性鼻炎的病因明确吗?

干酪性鼻炎的病因至今未完全明了,过去有些学者称此病为鼻腔胆脂瘤,但缺乏组织学依据。近年来多数学者认为本病是由于鼻腔或鼻窦引流受阻(如鼻息肉、异物、鼻石、鼻中隔偏曲、窦口阻塞等),导致炎性分泌物滞留鼻腔,分泌物引流不畅,进而鼻腔黏膜发生干酪样坏死和脓性分泌物浓缩,最终形成干酪样物质积储于鼻腔或鼻窦所致。

(王文栋)

慢性鼻炎同慢性咽炎有什么联系?

慢性鼻炎患者多伴多涕症状,多为半透明的黏液性鼻涕,继发感染时可有脓涕,鼻涕向后经后鼻孔流入咽喉部,长期刺激咽部黏膜,可出现咽喉不适。慢性鼻炎患者长期张口呼吸，引起黏膜过度干燥而导致慢性咽炎。

（王文栋）

为什么鼻中隔偏曲的人易患鼻炎？

即便是正常的鼻中隔也很少完全居中和平直，只有当鼻中隔向一侧或两侧偏曲或局部有突起并引起鼻腔功能障碍或产生症状时，方可诊断为鼻中隔偏曲。偏曲的鼻中隔会影响鼻腔正常的通气功能，引起鼻塞，向一侧偏曲者常为单侧鼻塞，向双侧偏曲者如S型偏曲，则鼻塞多为双侧，但一侧偏曲者如对侧出现下鼻甲代偿性肥大，也可出现双侧鼻塞。鼻塞妨碍鼻窦引流，可继发鼻窦炎症；鼻塞引起鼻内炎性分泌物的蓄积刺激鼻腔黏膜可引起鼻腔炎症。严重的鼻中隔偏曲妨碍鼻腔的通气引流，导致鼻腔黏膜容易反复发生感染，不易彻底恢复。

（王文栋）

鼻炎与吸烟有关系吗？

吸烟时，烟雾经咽喉进入肺，再由肺经鼻腔和口腔呼出，烟雾所经之处的黏膜都会被煤焦油污染，这种东西刺激鼻黏膜，可引起黏膜的炎症反应，分泌物过多排出等，如患有变应性鼻炎，则会使症状加剧，发作频繁。烟中的尼古丁，以及烟在燃烧过程中所产生的一氧化碳，都可以引起血管痉挛收缩。鼻腔黏膜血管收缩，导致黏膜缺血而出现鼻腔干燥，如患有干燥性鼻炎或萎缩性鼻炎，则会加重病情。如果长期吸烟，鼻腔黏膜内血管可由收缩转为扩张，使鼻甲充血肿胀，临床上常可见吸烟者的鼻腔黏膜多呈充血状态；如患有单纯性鼻炎，自然会使鼻塞加重。另外，长期吸烟会破坏鼻腔黏膜表面的纤毛细胞，致使鼻腔黏膜的抗病能力降低。因此，吸烟对鼻腔黏膜是有害的，鼻炎患者应戒烟。

（李晓艳）

鼻炎与饮酒有关系吗？

酒在某些中药方剂中还能作为药引子使用，把中药泡成药酒成为保健品，更是常见。其中的道理是酒发挥了温热与刺激作用，促进人体的血液循环，提高了中药的疗效。但是，这种刺激作用不是对所有的人都是有益的。血管运动性鼻炎是鼻黏膜自主神经功能紊乱性鼻病，对外界刺激非常敏感，气候变化如温度、湿度的突然改变可引起发作。一些人在夏季发作严重，大多数患者则对冷空气反应敏感而冬季发作频繁；烟雾、粉尘、酒精、油漆、染料及其他化学物品的污染也可诱发本病。而酒水中的主要成分酒精对人体所有组织都有不同程度的刺激作用，饮酒后，血液循环加快，导致鼻甲内毛细血管扩张，血量增加，使通气受阻，引起一些神经肽介导下的功能改变和鼻黏膜副交感神经系统对这种刺激的过度反应，出现鼻塞、打喷嚏、流鼻涕等病态。鼻炎患者若大量饮酒则使鼻黏膜进一步充血，下鼻甲进一步肿大，鼻塞进一步加重，因此应戒酒。

（李晓艳）

什么是过敏反应？

过敏反应又称变态反应，是指机体受抗原（包括半抗原）刺激后，产生相应的抗体或致敏淋巴细胞，当再次接触同一种抗原后在体内引起体液性或细胞性免疫性反应，由此导致组织损伤或机体生理功能障碍。变态反应一般分为四型：①Ⅰ型变态反应又称速敏型、IgE依赖型反应，是由于抗原与IgE为主的抗体相互作用所引起的。引起局部平滑肌痉挛、血管通透性增高、微血管扩张充血、血浆外渗水肿等组织学变化。属于Ⅰ型变态反应的皮肤病有荨麻疹、血管神经性水肿等。②Ⅱ型变态反应又称细胞毒型反应，是机体产生对细胞本身成分或固着于细胞抗原的抗体，当与相应抗原发生抗原抗体反应时，由于补体参与而发生细胞溶解或组织损伤。属于Ⅱ型变态反应的皮肤病有药物性贫血、血小板减少性紫癜、天疱疮、类天疱疮等。③Ⅲ型变态反应又称免疫复合物型反应。免疫复合物是指对某种抗原产生的沉降性抗体与该抗原形成的抗原抗体复合物，该复合物较容易沉着于血管壁基底膜及其周围，发生以小血管壁为中心的变化，由此发生器官及组织的损伤。属于Ⅲ型变态反应的皮肤病有变应性血管炎、狼疮肾、血清病等。④Ⅳ型变态反应又称迟发型反应，是由于机体受抗原刺激后，T淋巴细胞转化为相应的致敏淋巴细胞，当这种细胞再次遇到相应的抗原时，常在1~2天后释放一系列淋巴因子，引起组织损伤或直接对靶细胞的破坏。属于Ⅳ型变态反应的皮肤病有接触性皮炎、湿疹、结核菌素型皮肤反应等。

（姜　彦）

过敏性鼻炎是怎样产生的？

过敏性鼻炎的发病机制属Ⅰ型变态反应。机体吸入变应原后，产生的特异性IgE结合在鼻黏膜浅层和表面的肥大细胞、嗜碱性细胞的细胞膜上，此时鼻黏膜便处于致敏状态。当变应原再次吸入鼻腔时，变应原即与肥大细胞、嗜碱性细胞白面的IgE发生桥连，继而激发细胞膜一系列生化反应，导致以组织胺为主的多种介质释放。这些介质通过其在鼻黏膜血管、腺体、神经末梢上的受体，引起鼻黏膜明显的组织反应。表现为阻力血管收缩（鼻黏膜苍白）或容量血管扩张（鼻黏膜呈浅蓝色、鼻塞）、毛细血管通透性增高（黏膜水肿）等病理变化，机体处于发敏状态，临床则表现为喷嚏、清涕、鼻塞、鼻痒等典型症状。

（姜　彦）

什么是过敏原？

诱发过敏反应的抗原称为过敏原。过敏原是过敏发生的必要条件。引起过敏反应的抗原物质常见的有2000~3000种，医学文献记载接近2万种。它们通过吸入、食入、注射或接触等方式使机体产生过敏现象。常见的过敏原如下：①吸入式过敏原：如花粉、柳絮、粉尘、螨虫、动物皮屑、油烟、油漆、汽车尾气、煤气、香烟等。②食入式过敏原：如牛奶、鸡蛋、鱼虾、牛羊肉、海鲜、动物脂肪、异体蛋白、酒精、毒品、抗生素、消炎药、香油、香精、葱、姜、大蒜以及一些蔬菜、水果等。③接触式过敏原：如冷空气、热空气、紫外线、辐射、化妆品、洗发水、洗洁精、染发剂、肥皂、化纤用品、塑料、金属饰品（手表、项链、戒指、耳环）、细菌、霉菌、病毒、寄生虫等。④注射式过敏原：如青霉素、链霉素、异种血清等。⑤自身组织抗原：由于精神紧张、工作压力、受微生物感染、电离辐射、烧伤等生物、理化因素影响而使结构或组成发生改变的自身组织抗原，以及由于外伤或感染而释放的自身隐蔽抗原，也可成为过敏原。

（李晓艳）

尘螨是什么？

尘螨属蜘蛛形纲，是以人或动物脱落的皮屑、指甲、毛发为主食，喜好生长于床褥、枕头、地毯、衣服、有毛的玩具上的一种微型生物。在夏末秋初时繁殖最多，因而此时也是气喘患者最容易发作的季节。灰尘中的螨有数百种，它非常小，肉眼无法看出。国内常见的尘螨有5种，国内患者最易过敏的以粉尘螨、屋尘螨（DPDF）为主。但一般的尘螨测试并未包括热带五爪螨，因此即使一般测试结果显示尘螨没有反应者，也要注意热带五爪螨的可能。

（李晓艳）

什么样的人易患过敏性鼻炎？

过敏性鼻炎的本质是I型变态反应，变态反应必须具备的3个条件是特异性抗原、特异性个体以及特异性抗原与特异性个体的相遇，所以具有特异性个体的人也就是具有过敏体质的人容易患过敏性鼻炎。过敏性鼻炎的患者为过敏体质，亦称特应性个体。某些对大多数正常人无害的抗原物质一旦作用于特应性个体即可发病。研究表明，过敏性鼻炎患者又常有家族史及其他过敏性疾病史。

（李晓艳）

儿童过敏性鼻炎与胃肠道疾病有关吗？

近年研究表明，过敏性疾病与肠道微生物环境有密切关系，菌群失调与过敏的发生、发展有重要关联。据临床观察，患有过敏性鼻炎的儿童有相当大的比例会有胃肠道症状，比如厌食、胃口差、便秘、腹泻、消瘦、贫血、维生素D缺乏等，通过补充益生菌能改善菌群失调，预防儿童过敏性鼻炎的发生，提高全身免疫功能，甚至改变过敏性鼻炎的病程转归。

（高　尚）

为什么近年来过敏性鼻炎发病率增长很快？

过敏性鼻炎的发病率增长非常快，最近二三十年，发病率从最初的5%~10%，到现在达15%甚至是20%，尤其是低龄化倾向很明显，儿童患者越来越多见，原因是多方面的。基因变异有可能发生，但是很少在短时间之内发生剧烈变化，主要是由于环境因素的巨变造成的。尤其是最近二三十年，随着工业化、城市化和各种各样污染物，以及一些相关因素作用于人体，使得人体越来越对外界物质产生一种敏感状态，这种敏感状态会导致机体免疫功能发生紊乱，免疫平衡被打破，就容易发生过敏性的疾病。因此，我们要重视各种环境因素对于人体健康的影响。

（张天振）

过敏性鼻炎同哮喘有什么联系？

过敏性鼻炎（医学上称变应性鼻炎）和哮喘都属于严重影响人类生活

质量的变态反应性疾病。二者的发病率在全球范围内均呈逐年增加的趋势，且变应性鼻炎的发病率远高于哮喘。以往认为变应性鼻炎和哮喘是两种独立的疾病。鼻腔位于上呼吸道，变应性鼻炎归属于耳鼻喉科疾病；肺位于下呼吸道，因此哮喘由呼吸内科医生诊治。从诊断到治疗也基本上是独立进行的。近年来，越来越多的研究结果证实：变应性鼻炎和哮喘是同一气道内的同一种持续性炎性疾病。1997年，美国的Grossman更明确提出"同一气道，同一疾病"（One Airway，One Disease）的观点，以强调上下呼吸道疾病整体性的重要性。

变应性鼻炎和哮喘的密切关系主要体现在以下3个方面：

（1）流行病学　已有流行病学资料表明，变应性鼻炎的患者中哮喘的发生率（20%~38%）明显高于普通人群（2%~5%）。而哮喘患者中变应性鼻炎的发生率为78%，远高于一般人群（5%~20%）。变应性鼻炎和哮喘的伴发现象在低于18岁的青少年中更为常见。而在这部分人群中绝大多数（43%~64%）表现为先发生变应性鼻炎，随后发生哮喘；较少数（21%~25%）表现为两病同时发生。由此可见，变应性鼻炎和哮喘之间有着极为密切的联系。

（2）发病机制　变应性鼻炎和哮喘在免疫学发病机制上非常相近，致敏原可分别在上下呼吸道激发相似的组织病理学反应，鼻腔和支气管黏膜均有大量表达Th2细胞因子的辅助性T细胞、嗜酸性粒细胞和肥大细胞浸润，同时产生的组胺、白三烯、前列腺素、血小板活化因子、趋化因子和缓激肽等炎性介质，在上呼吸道和下呼吸道引发相似的炎性反应过程。对患者进行鼻部变应原激发试验后，下呼吸道黏膜中嗜酸性粒细胞浸润增加，同时表达黏附分子的细胞数量增加，表明局部黏膜的变应性炎症反应可能在其他部位产生相似的反应。变应性鼻炎和哮喘的联系机制目前尚未完全阐明，也是研究的热点问题之一，可能的联系机制包括以下几点：

①呼吸方式的改变：鼻腔是呼吸道的起点和门户，对外界的各种刺激首当其冲。鼻黏膜生理功能（对吸入空气的过滤、加温、加湿）的正常维系对下呼吸道的气管、肺泡的保护意义重大。对于一个变应性鼻炎患者而

言，当鼻黏膜接触致敏原后，导致黏膜肿胀和分泌亢进，鼻塞导致经鼻呼吸改为经口呼吸，这一改变的后果是干冷空气和各种变应原直达下呼吸道，从而易引发下呼吸道黏膜反应性增高，导致哮喘的发生。

②由鼻部释放的炎性介质产生全身性作用而导致肺部反应。变应性炎症的鼻黏膜释放的炎性介质和细胞因子进入全身血液循环，引起循环中免疫细胞的活化并刺激骨髓中产生炎症细胞如肥大细胞、嗜酸性粒细胞、嗜碱性粒细胞增多，同时上调血管中黏附分子的表达。从而使炎症细胞穿过血管，浸润于肺部，引发肺部炎症。

③鼻腔炎性分泌物被吸入下呼吸道。有研究发现，后鼻滴漏的炎性分泌物被吸入下呼吸道会使支气管的反应性增高，易引发哮喘。尤其是在睡眠期间，该现象尤为明显。这可能是导致部分哮喘患者常常夜间发作的重要机制之一。

④鼻－肺反射：鼻黏膜和肺－支气管黏膜之间存在着微妙的神经纤维联系。这种联系主要是通过三叉神经和迷走神经实现的。鼻黏膜受到的许多非特异性刺激可对支气管的张力发生影响。用致敏原刺激变应性鼻炎患者的鼻腔，可使其支气管的敏感性增加；同样，肺部吸入变应原也可引起变应性鼻炎的症状。

（3）治疗原则　变应性鼻炎是导致成人哮喘的高危因素之一，明确二者在发病机制方面的联系的主要临床意义在于，通过治疗变应性鼻炎可减轻哮喘的症状、降低哮喘的发病率。而且，在治疗原则上，二者亦有相通之处，如糖皮质激素和抗白三烯药物对治疗变应性鼻炎和哮喘同样有效。避免接触致敏原和免疫疗法也同样适合变应性鼻炎和变应性哮喘的患者。鉴于变应性鼻炎与哮喘的密切相关性，为此WHO在2001年组织、召集全世界30多位耳鼻咽喉科、变态反应科、呼吸科等相关专业的专家，总结了当前变应性鼻炎研究现状，撰写了"变应性鼻炎及其对哮喘的影响（allergic rhinitis and its impact on asthma，ARIA）"一文，作为世界卫生组织推荐的变应性鼻炎临床评估和治疗参考标准，以引起耳鼻喉医生对哮喘以及呼吸科医生对变应性鼻炎的重视。由此可见，尽管将变应性鼻炎和变应性哮喘简单地认为是一种疾病在不同部位的表现尚欠缺充分的理论依据，但二者在发病机制方面的关联性已得到广泛认同，两个领域的研究成果也常相互借鉴。明确二者的密切关系对于指导临床治疗意义重大，治疗哮喘的同时应该考虑到针对变应性鼻炎的治疗，治疗变应性鼻炎也应当与治疗哮喘一样，进行积极、有效的干预和治疗，并防止变应性鼻炎诱发或加重哮喘。

（姜　彦）

孕妇为何患鼻炎？

孕妇所患的鼻炎，称为妊娠期鼻炎，又称血管舒缩性鼻炎。妊娠期鼻炎，是由女性妊娠而引起的，当妇女怀孕后，体内性激素变化，雌激素水平增高，引起鼻黏膜的超敏反应，导致小血管扩张、组织水肿、腺体分泌旺盛，临床表现为鼻塞、打喷嚏、流涕等症状。在青春期、月经期、长期口服激素避孕药物，甲状腺功能低下等也可诱发鼻炎。据有关资料统计表明，约有20%的孕妇有发生妊娠期鼻炎的可能，尤以怀孕后3个月更为明显，一旦分娩后，致病因素消除，鼻炎也随之痊愈，不留后遗症。但是，目前对妊娠期鼻炎的预防还缺乏有效措施。对妊娠期鼻炎有以下治疗方法：①一旦孕妇发生鼻塞、流涕等情况，局部可适当应用血管收缩剂，如1%麻黄素、苯丙醇胺等滴鼻，但不宜长期使用，一般不超过3~5天，以免形成药物性鼻炎；②如出现脓性鼻涕，可酌情使用某些抗菌药物，但禁止使用有耳毒性的抗生素，如链霉素、庆大霉素、卡那霉素等；③妊娠期鼻炎如一般治疗无效时，在清除鼻腔分泌物后，可用鼻腔喷雾剂，如丙酸倍氯米松气雾剂、必可酮气雾剂等，它们不但能减轻局部水肿及充血，而且不良反应较小；④等渗或高渗盐水鼻腔冲洗：具有清洗鼻腔分泌物、改善黏膜纤毛功能、减轻黏膜水肿、缓解鼻塞症状的功能，而且安全，值得推荐。

（姜　彦）

慢性鼻炎更容易继发高血压吗？

《美国呼吸与重症监护医学杂志》报道，患有慢性鼻炎的男性患者比无鼻炎的患者更有可能发生高血压。在一项包括316例男女患者的研究中，慢性鼻炎的男性患者较无鼻炎的男性患者出现高血压的可能性增加2~3倍。而女性患者则没有这种情况。参与研究的患者年龄为28~56岁，其中38%的男性和44%的女性患有鼻炎。有些是季节性鼻炎，而有些常年都有症状。在男性患者中，鼻炎患者的平均收缩压水平更高。男性鼻炎患者中有36%存在高血压，而无鼻炎的男性中有16%存在高血压。常年鼻炎患者的高血压发病率较季节性患者略高。巴黎INSERM的Sabine Kony领导的研究小组称，鼻炎与高血压相关性的确切原因尚不清楚。然而，他们指出，鼻炎与阻塞性睡眠呼吸暂停相关，而后者又与高血压有关。不管产生该结果的原因是什么，科研人员总结认为，男性慢性鼻炎患者应当经常进行血压监测。

（姜 彦）

萎缩性鼻炎的病因有哪些？

萎缩性鼻炎有哪些原发性病因目前仍不十分清楚。传统的观点认为，本病的发生与内分泌紊乱、自主神经失调、细菌（臭鼻杆菌、类白喉杆菌等）感染、营养不良（维生素A、B_2、D、E缺乏）、遗传因素、血中胆固醇含量偏低等因素有关。近年来发现本病与微量元素缺乏或不平衡有关。免疫学研究则发现本病患者大多有免疫功能紊乱，如患者血清中有对鼻黏膜抗原而形成的高效价沉淀素和凝集素等自身抗体，玫瑰花结试验表明T淋巴细胞减少，组织化学研究发现鼻黏膜乳酸脱氢酶含量降低等，故又提出本病可能是一种自身免疫性疾病。继发性病因比较明确，包括：慢性鼻炎、慢性鼻窦炎脓性分泌物的长期刺激；高浓度有害粉尘、气体的长期刺激；多次或不适当鼻腔手术所致的鼻黏膜广泛损伤；特殊传染病如结核、梅毒和麻风对鼻黏膜的损害。慢性肥厚性鼻炎的晚期，因结缔组织过度增殖，压迫血管和淋巴管，发生"闭塞性动脉内膜炎"，使鼻内血循环受到阻碍，以致发生黏膜萎缩。

（姜　彦）

鼻窦炎是怎么发生的？

鼻窦之所以易患炎症，重要的原因之一在于其解剖学上的特殊性，鼻窦的窦口均较小，一旦发生狭窄或阻塞，窦腔的通气引流即受影响，也容易积蓄脓液，或演变成慢性炎症。鼻窦的黏膜又与鼻腔黏膜相延续，故每当发作时，鼻窦也将多少受到影响。加之各窦的窦口和窦壁均相隔甚近，一窦发炎时，容易使临近鼻窦受累，时间越久，范围越广，最后形成多窦炎（两个以上窦发炎）或全鼻窦炎（一侧或两侧鼻窦全部发炎）。上颌窦因窦腔较大，位置较低而窦口较高，容易积蓄脓液，更易被他处炎症累及。故临床上，上颌窦炎症发病率最高，筛窦次之，额窦又次之，单独的蝶窦炎经临床证实者最少。

（姜　彦）

急性鼻窦炎与全身状态有关系吗？

急性鼻窦炎与全身状态有关，如身体过度疲劳，受凉受湿、营养不良、维生素缺乏、变态反应或特应性体质、内分泌失调以及全身性疾病如贫血、结核、梅毒等；烟酒过度，居住环境不卫生以及工作环境中的理化因素等，均可导致机体抵抗力减弱而发病；近年来，内分泌失调及变态反应因素日益受到重视。因二者均可使黏膜抵抗力降低，或引起鼻腔和鼻窦的黏膜水肿，容易使窦口发生阻塞，从而导致鼻窦炎。另外如碘中毒时，可发生中毒性鼻窦炎。临近组织源性感染如面部丹毒、面骨骨髓炎、牙病、腺样体肥大及慢性扁桃体炎等可引起鼻窦炎。全身血源性感染，急性传染病如流感、肺炎、麻疹、伤寒、猩红热、白喉以及天花等也常为鼻窦炎尤其是儿童鼻窦炎的重要原因。

（姜 彦）

外伤可否引起鼻窦炎？

外伤可引起鼻窦的创伤源性感染，以上颌窦和额窦外伤为多见，如骨折、异物存留或血块感染等均可引起鼻窦的急性病变。气压损伤即由于气压骤然变化所致的鼻窦炎，较多见于额窦和上颌窦，正常人的鼻窦窦口经常是通畅的，当飞机上升，外界气压低于体腔内气压时，窦内空气可经窦口外逸；飞机下降，外界气压高于体腔内气压时，外界气压可通过窦口进入窦内，故窦内外气压可迅速取得平衡。若窦口受某些鼻病如鼻中隔偏曲、变应性鼻炎（过敏性鼻炎）、急慢性鼻炎鼻息肉等的影响，通气受到障碍，则当飞机上升时，因窦内气压高于外界气压，空气尚可勉强逸出；一旦当飞机急剧下降，窦口附近的病变组织受到外界气压的压迫，如活塞样堵住窦口，空气不能迅速进入窦内，则内外气压不能获得平衡。飞机下降越快越低，鼻窦内外的气压差也越大，窦内变成相对的负压，随之产生一系列病理变化和症状。若鼻内原有炎症存在，此时可诱发鼻窦感染，外伤的异物进入窦腔也可造成感染。

（姜 彦）

鼻腔炎症是否可引起鼻窦炎？

鼻腔源性感染可引起急性鼻窦炎。急性鼻炎是鼻窦炎特别是急性鼻窦炎的常见病因之一，尤其并发急性筛窦炎。炎症从鼻腔蔓延入鼻窦的方式尚未完全明确，可能由于两者的黏膜互相连续便于炎症侵入鼻窦之故。在鼻窦通气良好的情况下，致病菌可随呼吸气流侵入。此外，喷嚏或高空飞行迅速下降时，窦内压力低于鼻腔内压力，急性鼻炎的脓液也易进入鼻窦促使其炎症发展。鼻腔多种疾病，如鼻中隔偏曲、鼻甲肥大、黏膜肥厚、鼻腔的肿瘤和异物以及鼻的变态反应等，都可堵塞窦口，使鼻窦通气引流受阻而发炎。鼻的变态反应与感染相互影响，形成恶性循环，更促使鼻窦炎的发展。污染物经过鼻腔进入鼻窦，如游泳、跳水或潜水的方法不当，使污水进入鼻窦而发炎，此种炎症多由厌氧菌引起，故临床症状较重。冲洗鼻腔时水压过高，将细菌冲入鼻窦，或呕吐时污物呛入鼻腔和鼻窦，均可引起鼻窦炎。鼻腔内填塞物留置时间过久，因局部刺激和污染以及窦口的通气引流受阻而致鼻窦发炎。

（王文栋）

慢性鼻窦炎的病因有哪些？

导致慢性鼻窦炎的病因或诱因在许多方面与急性鼻窦炎的基本相似，且后者本身就是本病的病因。①急性鼻窦炎：多因对急性鼻窦炎治疗不当，或对其未予彻底治疗以致反复发作，迁延不愈，使之转为慢性，此为本病之首要病因。②阻塞性病因：鼻腔内的阻塞性病因，如鼻息肉、鼻甲肥大、鼻腔结石、鼻中隔偏曲、鼻腔肿瘤、鼻腔填塞等阻碍鼻窦通气引流的疾病及因素，成为本病的重要原因。③致病菌毒力：某些毒力较强的致病菌，如患猩红热时的乙型溶血性链球菌，其所致的急性鼻窦炎，极易转为慢性。④牙源性感染：因上列磨牙的牙根与上颌窦底部毗邻，若牙疾未获根治，易成为牙源性慢性上颌窦炎。⑤外伤和异物：如外伤骨折、异物存留或血块感染等，此点基本上同急性鼻窦炎。⑥鼻窦解剖因素：由于各个鼻窦特殊的甚至异常的解剖构造，不利于通气引流，亦为一不可忽略的自身因素。⑦全身因素：如全身性慢性疾病、营养不良、烟酒无常、疲劳过度等各种原因，使机体抵抗力下降从而患病。近年来随着变态反应学的不断发展，人们在变应性因素对慢性鼻窦炎的影响或两者之间的关系的认识日益提高。

（王文栋）

儿童鼻窦炎的病因有哪些？

由于年龄不同，解剖和生理不同，小儿鼻窦炎与成人鼻窦炎既有共性又具有特殊性。各组鼻窦的发病率与发育的先后不同有关，上颌窦和筛窦较早发育，故常先受感染，额窦和蝶窦一般在2~3岁后才开始发育，故较迟受累。出生后不久就可患急性筛窦炎，婴儿易患上颌窦炎，幼儿及儿童可患额窦炎和蝶窦炎。发生鼻窦炎的主要原因是：

（1）鼻窦窦口相对较大，感染易经窦口侵入鼻窦。急性鼻窦炎的常见致病菌为金黄色葡萄球菌、肺炎链球菌及流感嗜血杆菌，其次为厌氧菌和卡他莫拉菌。慢性者多为厌氧菌感染。

（2）儿童鼻腔和鼻窦黏膜嫩弱，淋巴管和血管丰富，一旦感染致黏膜肿胀较剧和分泌物较多，极易阻塞窦口引起鼻窦通气和引流障碍。

（3）身体抵抗力和对外界的适应能力均较差，易患感冒，上呼吸道感染和急性传染病（如麻疹、百日咳、猩红热和流行性感冒等），鼻窦炎常继发于上述疾病。

（4）扁桃体或腺样体肥大以及腭裂和后鼻孔闭锁等影响正常呼吸，妨碍鼻腔和鼻窦黏膜纤毛和黏液毯的正常活动。

（5）先天性免疫功能不全或特应性体质，使儿童容易发生呼吸道变态反应变态反应常引起鼻腔和鼻窦黏膜水肿，妨碍引流；而感染又可增加变应原对身体的致敏作用，感染与变态反应之间互为因果，形成恶性循环。

（6）在不清洁水中游泳或跳水。

（7）易发生鼻腔异物，鼻外伤而继发感染。

（8）胃食管反流，近年被认为是儿童慢性鼻窦炎的重要原因之一，患儿常将反流物呛至鼻咽腔，引起鼻窦炎。

（9）先天性异常，如腭裂、后鼻孔闭锁、先天性丙种球蛋白缺少症、纤毛不动综合征等都可伴发鼻窦炎。

（王文栋）

真菌性鼻-鼻窦炎的致病菌有哪些？

较常见的致病菌有曲霉菌，其他有念珠菌、孢子菌、毛霉菌和申克孢子丝菌等。曲霉菌是条件致病菌，只在机体抵抗力低下时或某一部位抵御侵袭能力降低时才致病。常见致病的曲霉菌有烟色曲霉菌和黑色曲霉菌，可单种菌感染也可多种菌合并感染。

（李晓艳）

哪些人容易发生真菌性鼻-鼻窦炎？

真菌性鼻-鼻窦炎主要发生在长期使用抗生素、糖皮质激素、免疫抑制剂、放射治疗后和某些慢性消耗性疾病（如糖尿病、大面积烧伤）的患者。曲霉菌感染与职业有关，较多见于鸟鸽饲养员、粮仓管理员、农民和酿造业工人等。

（李晓艳）

放疗会引起鼻炎和鼻窦炎吗？

与普通慢性鼻窦炎不同，放疗后鼻窦炎首先是因放疗对鼻腔鼻窦的组织损害使黏膜纤毛系统结构和功能受损所致。在鼻咽癌放疗照射的区域中，可包括鼻腔后段、后组筛窦、蝶窦甚至鼻腔全部；当放疗量超过40Gy时，照射野的黏膜就会受到严重的损害。一般认为，放疗后早期引发鼻窦炎的主要原因是黏膜急性反应所致。而后期持续性的鼻窦炎则是因为出现不可逆的黏膜萎缩变性，这是放疗后鼻窦炎发生的基础。

放疗导致鼻黏膜显微、超微结构改变，有学者观察放疗后小鼠鼻腔黏膜标本，光镜下可见放疗后早期纤毛倒伏、基底层下组织大片坏死，3周时见纤毛细胞脱落和数量减少、大量胶原纤维增生，4周仍可见黏膜下层腺体萎缩，结构被破坏或细胞变性等。透射电镜观察：残留的上皮亚微结构不清，表层纤毛变短、畸形或缺失，形态排列紊乱或被微绒毛所取代。国外有学者对10例鼻咽癌放疗后患鼻窦炎的患者的黏膜进行研究，发现黏膜固有层有较多的致密胶状纤维，细胞质的溶质显著减少，上皮化生的细胞成层排列，并且有细胞的纤毛丢失、纤毛畸变。放疗还对鼻黏膜纤毛功能有影响，使黏膜纤毛运输功能低下，放疗后的患者至少20分钟内无糖精清除，而对照组的平均清除时间是5分钟。鼻咽癌放疗后患者的糖精运输时间呈渐进性和持续性延长。另外放疗后鼻腔的形态学改变，鼻咽癌患者早期可有黏膜糜烂、脓痂形成，继而可有黏膜充血、水肿，大量分泌物形成，使鼻腔通气、引流障碍。由于黏膜表面上皮层破坏而易发生粘连。后期可有纤维组织增生、黏膜肥厚、瘢痕形成。通过对放疗后3年以上患鼻窦炎的病例经鼻内窥镜检查发现，中鼻道有阻碍引流的粘连或肉芽组织、下鼻甲与鼻中隔粘连及中鼻甲与鼻中隔粘连，认为放疗后长时间持续的慢性鼻窦炎患者大部分鼻道存在着粘连和肉芽组织阻塞。放疗后鼻窦炎患者鼻腔内分泌物较多，鼻黏膜糜烂，钩突有不同程度的骨质增生。此外，肿瘤的浸润程度是影响放疗前鼻窦炎发生的主要因素，而与放疗后鼻窦炎的发生无关。放疗后鼻窦炎首先因放疗对鼻黏膜纤毛系统的损伤，而后慢性感染加重对黏液纤毛运输功能的损害，从而形成放疗后鼻窦炎的病理恶性循环。放疗后鼻窦炎的长期不愈，除与纤毛系统受损有关外，还与鼻窦口周围的黏膜粘连和肉芽阻塞有关。

（王文栋）

血管运动性鼻炎的发病原因是什么？

鼻黏膜含有大量腺体、丰富的血管床和来源诸多的神经支配，构成一精细、敏感和活跃的终末器官，行使其呼吸道门户的各种生理功能。它依靠神经-血管、神经-内分泌等活动，维持着鼻腔与内外环境的平衡。这种平衡表面依赖于来自下丘脑的两条路径：一是通过脑下垂体借助于内分泌链对鼻黏膜功能实施体液调节，一是通过自主神经系统直接实施于神经调节。上述路径之一若发生功能改变，即可引起鼻黏膜血管、腺体功能失调、反应性增强。病因可大致分为：①自主神经功能紊乱；②内分泌失调；③组织胺等炎性介质的非免疫性释放。

（李大伟）

过强反射性鼻炎的发病机制是什么？

感觉神经一级传入神经元属C类无髓鞘纤维，当逆行刺激感觉神经时，C类纤维末梢便释放SP。SP是一种由11个氨基酸组成的神经肽类，可使局部血管扩张，血管通透性增高，组织水肿。实验发现，SP还可使肥大细胞释放组织胺。动物实验还发现，逆行刺激实验动物三叉神经鼻内感觉支，能导致鼻黏膜充血、血管通透性增加和黏膜水肿。若事先给予动物抗胆碱药（阿托品）、β-受体阻滞剂、组胺拮抗剂和抗变态反应药，也不能阻止上述神经源性炎症反应，这些反应特点与外源性SP引起的局部反应相同。但当应用大剂量capsaicin（辣椒素）事先处理动物，再刺激感觉神经时，则无上述反应发生。capsaicin能选择性破坏C类无髓鞘纤维。由上看出，逆行刺激感觉神经引起的鼻黏膜神经性炎症属局部轴突反射，SP属这种神经活动的递质。物理性、化学性刺激以及炎症，均可引起轴突反射。正常情况下，鼻黏膜上皮完整，可免受过强的局部刺激。鼻黏膜内存在的神经肽分解酶——中性内肽酶，可不断分解多余的SP。通过这两种机制，使局部轴突反射阈值维持于正常水平，但当黏膜上皮损伤或NEPase活性受到外源性或内源性刺激而降低时，则可使局部轴突反射阈值降低，导致鼻黏膜反应性过强。

（李大伟）

嗜酸细胞增多性非变态反应性鼻炎的发病原因是什么？

本病发病原因至今不清，wayof（1991）推测可能是阿司匹林不耐受综合征的前期表现。现已证实，嗜酸细胞脱颗粒可释放两种细胞毒物质：碱性蛋白（MBP）和嗜酸细胞阳离子蛋白（ECP）。MBP和ECP都可破坏黏膜上皮细胞造成上皮不同程度损伤，结果使神经末梢易受刺激，导致鼻反应性增高。由此推测NARES的临床症状与嗜酸细胞增多有密切关系。用肾上腺皮质激素治疗，鼻分泌物中嗜酸细胞明显减少或消失，临床症状也可得到控制，但用色甘酸钠治疗无效。

（李大伟）

症状篇

什么是鼻塞？

鼻塞是鼻及鼻窦疾病的常见症状，意味着鼻腔出现了机械性阻塞或感觉神经发生了异常。也可见于某些全身疾病。鼻阻塞可表现为间歇性、交替性、阵发性、进行性或持续性，可为单侧，也可为双侧。婴幼儿及儿童期鼻阻塞常见于先天性畸形，腺样体肥大，鼻腔异物等；成人鼻阻塞常见原因有各种鼻炎、鼻窦炎、变应性鼻炎（即过敏性鼻炎）、肿瘤、鼻中隔偏曲等。

（李大伟）

什么是鼻漏？

鼻漏是鼻部疾病常见症状之一。根据原因不同，分泌物性质不同，可主要分为以下几种：①水样鼻漏：分泌物稀薄，透明如清水样，多见于急性鼻炎早期和变应性鼻炎发作期；②黏液性鼻漏：分泌物在水样鼻漏的基础上黏性增加，常见于慢性鼻炎；③黏脓性鼻漏：分泌物黏稠，脱落的黏膜上皮细胞及浸润的多形核白细胞为其主要成分，常见于急性鼻炎的恢复期，慢性鼻炎及鼻窦炎等；④脓性鼻漏：分泌物为脓性，常见于较重的鼻窦炎；⑤血性鼻漏：鼻分泌物中带有血液，常见于鼻及鼻窦炎症、外伤、异物、结石、肿瘤等；⑥脑脊液鼻漏：分泌物为透明清澈水样，常见于先天性筛板、蝶窦骨缺损和颅前窝、颅中窝窝底骨折或手术外伤。

（李大伟）

什么是鼻出血？

很多鼻腔及全身性疾病皆可引起鼻出血。儿童一侧前鼻孔出血多为挖鼻等损伤所致，青少年反复鼻出血尤其伴有鼻塞者应考虑鼻咽纤维血管瘤，成人应考虑鼻腔、鼻窦及鼻咽部有无肿瘤。中老年人反复鼻出血多为高血压或动脉硬化所致。鼻出血伴有高热者，应注意有无急性传染病和血液病。

中年妇女患者还应询问鼻出血与月经的关系，有无月经紊乱等。

（李大伟）

什么是鼻源性头痛？

鼻源性头痛指鼻腔、鼻窦病变引起的头痛。该头痛的特点为：一般都有鼻部病变，如鼻塞、脓涕等，多在窦内脓性物排出后缓解；鼻急性炎症时加重；多为深部头痛；鼻腔黏膜收缩或使用表面麻醉剂后，头痛减轻；头痛有一定部位和时间。

（李大伟）

什么是嗅觉障碍？

临床常见的嗅觉障碍大致分3种：①嗅敏感度降低，称为嗅觉减退或嗅觉不灵，多可恢复；②对某个、某些或全部嗅素（气味）丧失，称为部分性或完全性嗅觉缺失或失嗅，多难恢复；③嗅觉异常：包括嗅觉过敏，嗅敏感度提高；嗅觉倒错，甲嗅素被嗅为乙嗅素；错嗅，香气被嗅为恶臭；幻嗅，无嗅素存在而嗅出气味，多属神经官能症。按原因可分为下列3种：①呼吸性嗅觉减退和失嗅：因鼻腔阻塞，携带嗅素的气流无法接触嗅区黏膜所致。②感觉性嗅觉减退和失嗅：因嗅黏膜、嗅神经及其末梢病变或受病变侵犯使不能感受嗅素所致；③嗅觉官能症：因嗅中枢及嗅球受刺激或变性所致。

（李大伟）

嗅觉障碍与新型冠状病毒肺炎有关联吗？

中国、日本、韩国、美国、英国的新型冠状病毒肺炎患者中均有嗅觉改变的病例。统计证据表明嗅觉异常、下降或丧失可能是新冠肺炎的早期表现，甚至是首发症状。在新冠疫情这段时期，出现嗅觉改变，建议早期做筛查，以便及时发现、及时治疗。

（刘钰莹）

什么是喷嚏？

喷嚏指鼻黏膜或鼻咽部受到刺激所引起的一种防御性呼吸反射。感受器存在于鼻黏膜，传入神经是三叉神经，反射中枢主要是延髓呼吸中枢。反射动作与咳嗽类似，都由深吸气开始，随即产生一个急速而有力的呼气动作。与咳嗽反射不同之处是悬雍垂下降和舌压向软腭，而不是声门的关闭。急速的气流主要从鼻腔中喷出。喷嚏反射的生理意义在于排出上呼吸道中的异物或过多的分泌物，清洁和保护呼吸道。有4种原因可导致人打喷嚏：一是感冒时会打喷嚏，可帮助清洁鼻部；二是在患有过敏性鼻炎或花粉症时会打喷嚏，可从鼻道排出过敏物；三是患有血管收缩性鼻炎的人，流黏液鼻涕为典型症状，也经常打喷嚏，这种喷嚏源于鼻部血管变得对湿度和温度甚至有辣味的食物有过敏；四是非过敏性鼻炎，为嗜酸细胞增多性鼻炎（或叫NARES）导致，为最常见的原因。对于最后一种情况患者有慢性鼻炎症状，但对各种过敏原的反应都非阳性，且是一种未知的原因，他们的身体好像释放组胺而产生打喷嚏之类的过敏症状。一次偶然的打喷嚏不必忧虑，作为感冒症状的打喷嚏可随感冒病愈而消失，通常在两星期内。然而，持久的打喷嚏或伴有其他过敏症状如流涕、鼻塞、咽痛或眼睛发痒、流泪，有必要去看医生。喷嚏的飞沫带有病毒或细菌，故要养成打喷嚏时用手帕掩口鼻的习惯，注意呼吸道隔离和防止交叉感染。

（李大伟）

什么是共鸣障碍？

急慢性鼻炎或鼻腔、鼻咽部有肿物阻塞时，所发的声音不能进入鼻腔，缺乏共鸣作用，从而产生不悦耳，缺乏"n"及"ng"音，是为闭塞性鼻音。患有腭裂、软腭瘢痕挛缩或软腭瘫痪音者，发音时软腭不能关闭鼻咽部，不能产生正常的鼻腔共鸣音，致口齿不清，是为开放性鼻音。

（李大伟）

急性鼻炎的主要临床表现有哪些？

急性鼻炎是鼻腔黏膜的急性炎症，俗称"伤风""感冒"，但与流行性感冒（流感）不同，故又称为普通感冒。本病由病毒引起，因而具有一定的传染性，主要以飞沫经呼吸道传播，以秋、冬、春气候多变季节发病较多。通常潜伏期1~3天。一般若没有发生并发症，病程约7~10天，临床表现往往分为3期。

（1）初期数小时或1~2天。患者常有全身不适、畏寒、发热、食欲不振、头痛等。鼻内有干燥、灼热感，或异物、痒感，频发喷嚏，每次大概1~3个。鼻涕不多或基本没有。

（2）急性期约2~5天。原有全身症状如全身不适、畏寒、发热、食欲不振等加重，成人体温38℃左右，头痛加重乃至头皮触痛，出现咽喉疼痛、四肢酸痛等；小儿发热可高达39℃以上，常因高热出现呕吐、腹泻、昏迷甚至抽搐。这一期开始出现鼻塞，逐渐加重，讲话有鼻音，频频打喷嚏，流清水样鼻涕，伴嗅觉减退，还可能出现鼻出血。

（3）恢复期全身症状减轻，鼻塞加重，分泌物由清水样转为黏液脓性，不易擤出。合并细菌感染时，除了黏脓涕加重，还可出现黏脓痰、咳嗽等症状；合并鼻窦炎时，黄脓涕较多，且多有鼻痛、头痛等。这个时候，往往炎症向周围蔓延，出现咽喉疼痛、咳嗽、耳鸣、听力减退等。小儿可引发中耳炎（表现为耳痛、听力下降），肺炎、支气管炎（表现为咳嗽、咯脓痰、高热不退）等。

这3期有时候并没有严格的分界线，特别是初期和急性期往往难以区分，所以临床上有时候又只是笼统的分为2期：卡他期（初期、急性期）

和恢复期。这种分法主要是以鼻腔分泌物的性质来区分，前者流多量清涕（医学上称为卡他性分泌物），后者则为黏涕、黏脓涕。

（陈歆维）

感冒为什么还会引起耳朵闷、听力下降？

感冒的时候出现耳闷、听力下降，一般是因为连接鼻咽部（"天花板"的后上方，即鼻腔的后方，咽腔的上部）和中耳腔的咽鼓管阻塞，鼓膜气压不平衡（造成耳闷）、活动受限（造成听力下降）所致。

这种情况下咽鼓管阻塞的原因一般有3个：一是感冒时鼻甲特别是下鼻甲的后端极度充血、肿胀，直接阻塞或是挤压咽鼓管开口，造成咽鼓管阻塞；二是感冒恢复期，感染扩散至鼻咽部，造成鼻咽部红肿，阻塞咽鼓管开口；三是因为感染经鼻咽部扩散至咽鼓管，咽鼓管上皮细胞功能紊乱，造成咽鼓管功能障碍，咽鼓管阻塞。第三种情况如果得不到及时诊治，往往会进而引发急性化脓性中耳炎。

（陈歆维）

小儿感冒后为什么经常会出现耳朵痛？

小儿感冒后期出现耳痛，一般有两种情况。

一种是感冒引起急性化脓性中耳炎。通常情况下，小儿感冒并发中耳炎的概率比成人高。这是因为小孩的咽鼓管比成年人短，管腔较直，管腔开口较大，这样感染更易从咽鼓管延伸至中耳腔，最终导致中耳炎。中耳炎轻者听力下降，耳闷，鼓室内积液，属于分泌性中耳炎；严重的就会出现耳内疼痛、发热、听力下降，甚至鼓膜穿孔流脓，成为急性化脓性中耳炎。此时如果不予医治，就可能长期感染，形成慢性化脓性中耳炎，影响孩子的听力，甚至是智力发育。因此，对于感冒后期，或者感冒后出现的小儿耳痛、听力下降、耳部流脓等，都应引起重视，及早就医。

另一种情况是感冒并发扁桃体炎。这种情况临床上亦不少见，这是因为扁桃体炎引发了耳部的放射痛，小儿自己有时候很难精确定位、叙述清楚，于是便会诉耳痛，这种情况通过临床医师的体格检查，便可明确诊断。

概括来说，小儿感冒后期出现耳痛，都是急性鼻炎并发症的表现，均应引起家长重视，及时予以医治。

（陈歆维）

慢性鼻炎有哪些临床类型？

慢性鼻炎即通常老百姓所说的"鼻炎"。一般是指慢性单纯性鼻炎和慢性肥厚性鼻炎两种类型。慢性单纯性鼻炎主要表现为鼻黏膜的慢性充血肿胀，相应的临床表现主要是间歇性或交替性鼻塞，以及黏液性或黏脓性涕多。慢性肥厚性鼻炎是鼻黏膜、黏膜下层及鼻甲骨的增生肥厚，此时黏膜增厚、组织弹性下降、鼻腔通气能力差，从而危害鼻的生理功能。相应的，其主要症状有：持续性鼻塞、流鼻涕少、头痛头昏、嗅觉下降等。慢性单纯性鼻炎和肥厚性鼻炎二者病因相同，后者多由前者发展而来。临床上并没有绝对的界限，常有过渡类型存在。

广义的慢性鼻炎还包括：

（1）萎缩性鼻炎　临床表现主要是鼻干、鼻塞、鼻痛、流鼻血、呼气恶臭等。

（2）干燥性鼻炎　主要表现为鼻腔干燥或干燥痛。

（3）干酪性鼻炎　主要表现是一侧进行性鼻阻塞、脓性鼻涕（脓性痂皮）奇臭、少量鼻出血、嗅觉减退和头昏、头痛、食欲不振等。

（4）药物性鼻炎　主要表现是由于滥用滴鼻剂特别是鼻腔减充血剂（如麻黄素）所致，早期表现为药物依赖，即必须经常滴用某种药物，否则鼻子塞得难受、鼻涕横流、头痛、头晕，到后期鼻黏膜增生肥厚，对滴鼻剂不敏感了，则滴用任何药物均不能使鼻腔通气。

（5）自主神经性（血管源性或运动性）鼻炎　主要表现是打喷嚏、流水样鼻涕，对湿度冷热变化敏感，与强烈气味刺激、情绪波动、精神紧张、内分泌失调、妊娠有关。

（陈歆维）

慢性鼻炎的主要临床表现有哪些？

慢性鼻炎的主要临床表现有鼻塞、嗅觉减退、黏涕、头痛、说话时有鼻音等。

其中鼻塞是慢性鼻炎的主要症状。单纯性鼻炎引起的鼻塞呈间歇性或交替性，间歇性表现为平卧、安静、寒冷时鼻塞加重，劳动、运动时减轻等；交替性则表现为侧卧时下侧较重，转卧另一侧后，刚才位于上侧没有鼻塞或鼻塞较轻的鼻腔，转到下侧后出现鼻塞或鼻塞加重，而刚才位于下侧的鼻腔鼻塞减轻。此外，慢性鼻炎患者的鼻黏膜较正常鼻黏膜敏感，遇到轻微刺激如热、冷、粉尘吸入等，便可引起明显的反应而出现鼻塞的症状。肥厚性鼻炎主要症状也是鼻塞，但程度较重，为持续性的单侧或双侧鼻塞。严重时患者张口呼吸，影响睡眠。因为鼻塞患者可能伴发嗅觉减退、头痛、头晕、说话时有鼻音等。小儿患者因长期张口呼吸，影响面部发育，还可出现"鼻病面容"，即上唇短厚翘起、牙齿排列不整齐、上切牙突出、咬合不良，鼻根宽平、鼻中隔偏曲、鼻唇沟浅，下颌不发达，口齿不清，听觉不良，无神，表情呆滞等严重影响容貌美观及智力发育。

另外，慢性鼻炎的鼻涕多为半透明或白色黏性鼻涕，量不多，并发感染时可为黏脓涕或脓涕。鼻涕向后流入咽喉部可出现咽喉不适、多痰、咳嗽等症状。小儿皮肤娇嫩，还可因长期鼻涕刺激，出现鼻前庭和上唇皮肤发红、湿疹、毛囊发炎等情况。

（陈歆维）

萎缩性鼻炎的临床表现是什么？

萎缩性鼻炎主要表现为鼻腔黏膜、骨膜、鼻甲骨（以下鼻甲为主）萎缩，鼻腔异常宽大，鼻腔内有大量黄绿色脓性分泌物积存，形成脓性痂皮，常有臭味，发生恶臭者，又称为臭鼻症。临床表现主要是：

（1）鼻干　同时有咽干燥感，这是腺体萎缩分泌减少和长期张口呼吸所致。

（2）鼻塞　一般为鼻腔内脓痂阻塞所致，另外一种情况是鼻黏膜感觉神经萎缩，感觉迟钝，因未能感觉到鼻腔气流通过而误认鼻塞。

（3）鼻出血　因鼻黏膜萎缩变薄和干燥，或挖鼻和用力擤鼻所致毛细血管损伤所致。

（4）嗅觉障碍　嗅细胞所在区域黏膜萎缩，或者脓痂阻塞所致。

（5）恶臭　晚期和严重者具有，为脓痂中之蛋白质分解所致，故本病又称臭鼻症。

（6）头痛、头昏　乃鼻黏膜和鼻甲萎缩，调温保温功能缺失和吸入冷空气，或脓痂阻塞所致。

此外，萎缩性鼻炎影响邻近部位的可出现耳鸣、耳聋、咽部干燥、刺激性咳嗽、声音嘶哑等症状。

（陈歆维）

过敏性鼻炎的临床类型分哪几种？

过敏性鼻炎，又称为变应性鼻炎，大体分为三类：

一类是季节性过敏性鼻炎，或称为"花粉症"，由常见室外过敏原，如树、草、花粉和真菌类（菇类）孢子等所引起的过敏性鼻炎。此类鼻炎发病急、症状重、常有阵发性喷嚏、鼻痒、大量水涕和鼻塞。常伴眼结膜炎，有时伴荨麻疹和哮喘。

另一类是常年性变应性鼻炎，即通常我们所说的过敏性鼻炎，由常见室内过敏原，如动物皮屑（皮肤干屑和唾液）、霉菌、尘螨和蟑螂的排泄物等所引起的过敏性鼻炎。常年性鼻炎除清晨外喷嚏较少，很少合并结膜炎症状。常年性鼻炎也可有季节性加重，很可能为患者同时对室内外变应原过敏的原因。

第三类是间歇性鼻炎，指偶尔暴露于变应原，如暴露于布置尘埃的储物室、书房或暴露于别人家的猫和狗而突然发病，发病呈间歇性。这种鼻炎往往有特异性的过敏原。

（陈歆维）

过敏性鼻炎有哪些临床表现？

过敏性鼻炎的典型症状有打喷嚏、流清水样鼻涕、鼻子痒和鼻腔堵塞。首先过敏的时候会打喷嚏，打喷嚏是人体排出过敏原的一个反应，过敏原吸入鼻腔以后刺激了鼻黏膜后要排出去，俗称喷嚏反应，这是一个典型症状；另外，过敏后鼻腔会分泌很多鼻涕，也就是鼻腔分泌物，主要是清水鼻涕；第三个症状是痒，皮肤过敏时浑身发痒，呼吸道过敏时主要是鼻子痒，一部分花粉会进入到人的眼结膜产生眼睛痒，所以很多患者鼻子痒眼睛也痒，非常难受；第四个症状，肿胀、充血、鼻堵塞。因为这是一种过敏引起的炎症反应，所以鼻腔黏膜是肿胀的，是充血的，这种状态就有可能引起鼻堵塞。如果一个人有这3~4个症状就很有可能是过敏性鼻炎，患者可以根据这些症状对自己进行一个初步的判断，但是最终明确的诊断还是要请专科医生来进行一个详细的、全面的评估。

（张天振）

儿童过敏性鼻炎和成人症状一样吗？

儿童过敏性鼻炎通常表现为流清水样涕、鼻痒、鼻塞、喷嚏等（两项或者两项以上），每天持续时间累积超过1小时以上，可有眼痒、结膜充血等眼部症状，这些与成人相似，但是较小的儿童因为表达能力受限，可能不会明确描述以上症状，而是表现为不停地揉鼻，又称为"过敏性敬礼"，或者表现为吸鼻、咳嗽、睡眠打鼾、声音嘶哑、不停眨眼、面部多动等。

也有患儿会出现夜间磨牙、流口水、腹泻、便秘、腹痛、食欲不振、遗尿等。还有可能出现精神症状，比如多动、精神不集中、暴躁易怒，常常被误诊为多动症。患儿也可能出现过敏性黑眼圈、眼睑出现过敏性皱褶，甚至面黄肌瘦、牙列不齐。如果出现这些症状，家长们要留个心眼，可能是过敏性鼻炎在作怪哦!

（高　尚）

过敏性鼻炎为什么眼睛、耳朵都会痒?

过敏性鼻炎伴有眼痒，往往是并发过敏性结膜炎的表现。这类患者通常为过敏体质，同时可伴发荨麻疹、哮喘。此类鼻炎发病急、症状重、常有阵发性喷嚏、鼻痒、大量水涕和鼻塞，多见于花粉症。

过敏性鼻炎为什么会伴有耳痒? 这个要从鼻腔的组成结构说起，构成鼻黏膜的是大量的纤毛柱状上皮，而咽鼓管的上皮细胞亦是此类上皮细胞，同时有大量研究表明咽鼓管上皮细胞来源于上呼吸道上皮。而解剖学又证实了咽鼓管上皮与鼻腔鼻黏膜上皮的延续性。因此变态反应性鼻炎的黏膜病变，可经由鼻咽部蔓延至咽鼓管，导致耳痒。但是，过敏性鼻炎引发过敏性中耳炎的情况却不常见。

（陈歆维）

过敏性鼻炎为什么表现为流清涕、打喷嚏?

当过敏原被吸入过敏性鼻炎患者的鼻腔，就会引起机体发生一系列生物化学反应，导致免疫细胞释放组胺、白三烯等多种物质，进而引起自主神经活性增高，鼻黏膜腺体增生、分泌旺盛，表现为流大量的清鼻涕;同时，这些物质使鼻部的感觉神经敏感性增强，表现为连续的打喷嚏。

（陈歆维）

过敏性鼻炎会引起"黑眼圈"吗？

可能会，但是这一情况多见于小儿患者，成人少见。

其实这类过敏性鼻炎患儿眼眶下的灰蓝色环形暗影和皱褶，称为"变态反应性着色"或"Dennie-Mergan眶下皱褶"，是由于眼眶周围水肿和静脉淤积所致，这也是特应性儿童眼鼻过敏的一个特征性表现。值得一提的是，合并眼症状包括眼痒多见于动物变应原和季节性花粉所致者，即患儿为"花粉症"患儿，同时他们常有变态反应家族史。

（陈歆维）

如何发现小儿过敏性鼻炎？

近年来，过敏性鼻炎在我国，特别是沿海经济发达地区的儿童中发病率逐渐增高。但是小儿由于年龄尚幼，缺乏表达能力，往往得了过敏性鼻炎却难以发现。那么家长平时看到哪些情况时要引起重视呢？

（1）频繁发作的感冒。如果小孩子经常"感冒"，上一次的还未好，下一次又开始了，整天鼻塞、打喷嚏、流鼻涕，那么家长就要注意了，您的孩子是不是得了过敏性鼻炎。

（2）孩子小小年纪却像老年人一样经常咳嗽、咯痰，甚至声音都有嘶哑。这种情况也要留心，看他是不是睡觉、晨起或忽冷忽热的时候容易咳嗽。儿童若无哮喘和急性感染，通常不会经常咳嗽、咯痰，一般都是因为鼻炎造成的后鼻孔滴漏引起上述症状，若其同时睡觉、晨起或忽冷忽热的时候容易咳嗽，那么过敏性鼻炎的可能性就比较大。

（3）儿童睡眠时张口呼吸，出现"变态反应性仪容"，即小儿不断用手指或手掌擦鼻前部的动作，或者有少数儿童因鼻痒常做歪口、耸鼻等奇异动作，较大儿童自诉嗅觉有丧失，或者发现前面提到的"黑眼圈"——变态反应性着色，反复鼻出血等，均应引起家长重视，及早就医，以免变态反应性疾病加重，影响患儿身体健康和生长发育。

（李晓艳）

过敏性鼻炎同支气管哮喘、鼻息肉有何联系？

过敏性鼻炎也称变态反应性鼻炎，归属于鼻黏膜慢性炎症反应性疾病，它与支气管哮喘的联系是多方面的，上、下呼吸道的变应性炎症反应常同时存在，如变应性鼻炎合并支气管哮喘、支气管哮喘患者合并慢性鼻窦炎和鼻息肉。2004年全国变应性鼻炎与哮喘关系专题学术研讨会上参照WHO"变应性鼻炎及其对哮喘的影响"（Allergic rhinitis and its impact on asthma，简称ARIA）制定符合我国国情的新的变应性鼻炎分类和诊疗规范，提出了"一个气道、一种疾病"的概念，就说明了变态反应与呼吸道疾病的相互影响。

二者之间存在着许多共性：

约有1/3的过敏性鼻炎患者同时或先后出现支气管哮喘，变应性鼻炎多在哮喘发作之前发生，变应性鼻炎可能是进一步发展为哮喘的危险因素。

鼻腔与支气管、肺部都是呼吸道的组成部分，是一个完整的结构功能实体，它们具有类似的纤毛上皮结构、腺体分布；具有类似的神经支配，鼻黏膜受到刺激后可对下呼吸道产生直接或间接的反射作用。有两种神经反射学说：一是鼻–支气管神经反射学说，即鼻黏膜受到化学刺激后可引起支气管收缩、窒息、心动过缓和血压改变；二是鼻–心–肺反射学说，当鼻和鼻窦黏膜上的三叉神经受到刺激时可激活因子，Th2细胞因子和化学趋化因子等可通过迷走神经的传出对上、下呼吸道黏膜产生类似的炎症反应。

在发病机制上，吸入性变应原分别沉积在鼻腔、支气管的黏膜上，产生相似的组织病理学反应。鼻腔和支气管黏膜均有大量表达Th2细胞因子的辅助性T细胞、嗜酸性粒细胞和肥大细胞浸润，同时产生的组胺、白三烯等炎性介质在上、下呼吸道引发相似的炎性反应过程。

过敏性鼻炎与支气管哮喘的病理改变都是以淋巴细胞、嗜酸性粒细胞、嗜碱性粒细胞浸润为主要特征的变态反应性炎症，只是具体的表现不同而已。

鼻息肉是鼻–鼻窦黏膜慢性炎症性疾病，多见于成年人，是由鼻部黏膜长期水肿所致，其中鼻变态反应也是鼻息肉形成的病因之一，过敏性鼻炎患者中有0.5%会发生鼻息肉，鼻息肉组织中会发现大量嗜酸性细胞、肥大细胞、IgE生成细胞，患者体液中IgE水平升高。变应性鼻炎和鼻息肉的炎性反应特征也相似，有报告称鼻息肉患者患变态反应者高达64%。最近的研究强调，并存的变应性反应影响鼻息肉的炎症。除吸入变应原外，有报告称鼻息肉患者中81%食物变应原皮内试验阳性，而正常对照组为11%，31%的鼻息肉患者对食品和药品过敏，这均提示鼻息肉与变应性鼻炎有一定关系。另外7%的哮喘患者伴有鼻息肉，在非特应性哮喘和迟发型哮喘中，伴有鼻息肉的约10%~15%；阿司匹林敏感性哮喘发病率约为1%，特点是具有三联征，即：阿司匹林敏感、支气管哮喘、鼻息肉病，以上都说明了三者之间的相互关联。

（李晓艳）

鼻炎伴发鼻息肉有哪些临床表现？

鼻息肉的表现主要有：

（1）鼻塞　是鼻息肉的主要症状，鼻息肉引起的鼻塞往往是逐渐加重的双侧鼻塞。和鼻炎的鼻塞不同的是，鼻息肉引起的鼻塞是持续性的，应用滴鼻药物也只能部分缓解，不能完全缓解。

（2）鼻涕　有多种性状的鼻涕，清水样的、黏脓样的、稀白的鼻涕等等。

（3）嗅觉减退或消失　鼻息肉患者往往伴有嗅觉减退，随息肉生长逐渐加重，直至嗅觉消失。

（4）其他　鼻息肉较巨大者，可能有肿物从前鼻孔脱出或坠至口咽部；部分患者可有头痛、头晕症状；巨大鼻息肉还可引起面容改变——鼻背变宽、变成"蛙鼻"等。影响咽鼓管的可有耳鸣、听力下降；影响鼻窦的，可有鼻背、前额及面颊部胀痛等症状。

（陈歆维）

鼻炎为什么会引起鼻塞？

通常鼻炎引起的鼻塞是因为鼻黏膜在各种因素的作用下内部血管扩张发生黏膜水肿所致。

急性鼻炎的鼻塞是因为黏膜中血管反射性扩张所致。

慢性单纯性鼻炎的鼻塞是因为黏膜深层动静脉扩张所致；平卧时加重则是因为人体颈内静脉压力平卧时增高，加重鼻黏膜水肿所致；侧卧时下侧鼻塞，则是因为侧卧时下侧的鼻塞与同侧邻近的肩臂自主神经系统有反射性的联系造成的；安静时鼻塞加重，劳动时鼻塞减轻，是因为劳动或运动时人体交感神经兴奋，鼻黏膜收缩，相应的就减轻了鼻塞。

过敏性鼻炎是因为过敏原的吸入引发变态反应造成鼻黏膜静脉扩张、毛细血管通透性增高造成黏膜水肿。

但是有些鼻炎的鼻塞原因却有不同。比如慢性肥厚性鼻炎晚期发展为黏膜、黏膜下层，甚至（鼻甲）骨膜和骨的局限性或弥漫性纤维组织增生、肥厚，因而致持续性鼻塞。药物性鼻炎后期的持续性鼻塞亦是因为鼻黏膜纤维组织增生肥厚，对滴鼻剂不敏感所致。萎缩性鼻炎的鼻塞却往往因大量干痂阻塞鼻腔所致；或是没有干痂，却因感觉神经萎缩，患者感觉不到气流致"鼻塞"感。再者就是伴发息肉等鼻-鼻窦赘生物引起鼻腔阻塞所致。

（陈歆维）

鼻腔内疼痛是鼻炎吗？

鼻腔内疼痛是鼻病的一个症状，是由多种病因造成，并不都是鼻炎引起的。鼻腔前部皮肤处疼痛，多为鼻前庭病变，如患鼻疖，除表现鼻痛外，还可伴有局部皮肤红肿，或有脓头隆起。鼻中隔前端处疼痛多为鼻中隔糜烂所致，常伴有鼻痂堵塞及鼻腔的干燥不适感，且容易发生鼻出血。检查可见利特区有糜烂或溃疡面，并附有分泌物或结痂。鼻腔黏膜疼痛多为急性鼻炎、干燥性鼻炎及萎缩性鼻炎的表现。这3种鼻炎均有鼻腔内干痛，但急性鼻炎还具有灼热、酸痛之感。急性鼻炎检查可见黏膜鲜红、水肿；干燥性鼻炎表现为黏膜暗红、干燥或有点状出血点；萎缩性鼻炎可见黏膜暗红或淡红，鼻甲萎缩。鼻腔肿瘤所引起的鼻痛，多为肿瘤的晚期表现，常伴有鼻腔的脓血性分泌物及持续性鼻塞。检查可见鼻腔内有肿物，表面凹凸不平，颜色暗红，质地坚硬，探拭易出血，重者，甚至可呈菜花状改变。

（李晓艳）

过敏性鼻炎同急性鼻炎在症状上有什么区别？

经常有患者因为"天天感冒"来门诊就诊，而医生检查的结果却是诊断为"过敏性鼻炎"。两者在症状上的区别主要体现在以下几个方面。

（1）急性鼻炎往往伴有全身不适，比如畏寒、发热、乏力、全身肌肉酸痛、食欲不振等等，而无并发症的过敏性鼻炎患者不会有上述全身症状。

（2）就过敏性鼻炎的典型症状——喷嚏来说，过敏性鼻炎的喷嚏为阵发性喷嚏连续发作，发作时一阵一阵地打喷嚏，每次3~10个喷嚏；而急性鼻炎的喷嚏则一般为1次1~3个。

（3）虽然急性鼻炎也有一个流清水鼻涕的过程，但是往往三五日之后就自动转化为黏脓涕了，不像过敏性鼻炎如果不伴感染就一直流大量清水鼻涕。

一些患者在服用感冒药后也有效果，是因为感冒药中往往含有抗组胺成分（通常为马来酸氯苯那敏），能够阻断过敏性鼻炎的变态免疫反应，从而抑制了过敏反应的发生，因此，过敏性鼻炎吃感冒药也会有效。所以，吃感冒药有效并不能证明你得的就是感冒。要明确诊断，还是要到医院，由医生检查之后来判断。

（陈敔维）

慢性鼻炎同慢性鼻窦炎在症状上有什么区别？

慢性鼻炎、鼻窦炎之间在临床症状上的区别主要是慢性鼻炎以鼻塞为主要症状，而慢性鼻窦炎以大量脓涕为主要症状。具体的差别主要有：慢性鼻炎的鼻塞早期为间歇性、交替性鼻塞，逐渐加重到持续性鼻塞；而鼻窦炎的鼻塞为渐进加重的持续性鼻塞。就鼻涕来说，慢性鼻炎的鼻涕是黏液性，白色，不易擤出的。而慢性鼻窦炎的鼻涕量大，性质黏脓性或脓性，色黄或灰绿。同时回缩涕多，或有臭味。慢性鼻炎和鼻窦炎都会有嗅觉减退或消失，差别在于前者是暂时性的，后者可为永久性。慢性鼻炎因为鼻腔气体湍流、鼻塞脑部缺氧可有头痛、头昏，但往往不像鼻窦炎那么剧烈，亦不像鼻窦炎的头痛有时间性或固定部位。慢性鼻炎严重时可有耳鸣、耳闭塞感，而单纯的鼻窦炎不会有这种情况。慢性鼻窦炎，特别是筛窦炎，可能出现视力障碍，但单纯的鼻炎不会有这个情况。

实际情况中，由于鼻-鼻窦黏膜的延续性以及鼻炎、鼻窦炎的相互作用，临床上两症往往伴发，很难明确进行鉴别和区分。因此，单独提出鼻炎或鼻窦炎的概念已经慢慢减少，国际上已经开始逐步推广鼻-鼻窦炎这个新概念。即不把鼻炎、鼻窦炎视为2个不同的疾病，而是视为同一疾病的不同阶段。

（陈歆维）

急性鼻窦炎有哪些临床表现？

急性鼻窦炎是鼻窦黏膜的一种急性炎症，为一常见病，多继发于急性鼻炎，严重者累及骨质，并可引起周围组织和邻近器官的并发症。鼻窦炎的发生与其解剖特点有明显关系：窦口小，鼻道狭窄而弯曲，易于阻塞；鼻窦黏膜与鼻腔黏膜相连续，鼻腔黏膜炎症常累及鼻窦黏膜；各窦口彼此毗邻，一窦发病可累及其他窦。急性鼻窦炎的致病菌主要有肺炎链球菌、金黄色葡萄球菌、乙型溶血性链球菌、卡他球菌等。临床上多菌种混合性感染远远多于单一性感染，真菌性感染逐渐增多，鼻源性感染属需氧菌，无臭味；牙源性感染多为厌氧菌，有恶臭。

临床表现：因该病常继发于上呼吸道感染或急性鼻炎，故原症状加重，出现畏寒、发热、食欲减退、便秘、周身不适、烦躁不安、精神萎靡、嗜睡等，儿童可出现咳嗽、呕吐、腹泻等呼吸道及消化道症状。牙源性上颌窦炎、急性额窦炎者全身症状较急剧且严重。局部症状：首先是持续性鼻塞；同时流大量黏液脓性或脓性涕，有擤之不尽感；或觉"多痰"只能向后吸入咽部再吐出，儿童多直接下咽，引起胃肠不适；牙源性上颌窦炎有恶臭（厌氧菌或大肠杆菌）；暂时性嗅觉减退，以筛窦炎或蝶窦炎者为明显；擤涕时鼻出血。局部痛和头痛：最常见的疼痛症状为神经痛、弥漫性疼痛或局限性疼痛；前组鼻窦炎疼痛在头颅表面，伴局部皮肤痛觉过敏；后组鼻窦炎疼痛多位于头颅深部；头部静脉压增高时头痛明显加重；卧床休息、蒸汽吸入、局部应用缩血管剂或麻药时头痛显著减轻。其他症状如咽痒、咳嗽、咳痰及恶心（尤其是后组鼻窦炎），耳鸣、眩晕或听力下降（多见于急性蝶窦炎）等。

各窦引起的头痛和疼痛各有特点：

（1）急性上颌窦炎：眶上额部痛，晨起轻，午后重，可伴同侧面颊部或上列牙痛。

（2）急性额窦炎：前额部周期性疼痛，晨起感头痛逐渐加重，午后减轻，晚间消失。

（3）急性筛窦炎：一般较轻，局限于内眦或鼻根部。

（4）急性蝶窦炎：颅底或眼球深处钝痛，可放射至头顶或耳后，亦可引起枕部痛，早晨轻，午后重。

（5）并发症：鼻窦炎的脓涕向后流入咽部可引起咽和扁桃体的炎症，继之或经淋巴循环引起喉炎、气管炎和支气管炎甚至肺炎。还可出现中耳炎。急性鼻窦炎引起的眶内和颅内并发症已很少见，但一旦出现并发症，后果相当严重。眶内并发症包括5种类型：眶内炎性水肿、眶壁骨膜下脓肿、眶内蜂窝织炎、眶内脓肿、球后视神经炎。颅内并发症包括：硬脑膜外脓肿、硬脑膜下脓肿、化脓性脑膜炎、脑脓肿、海绵窦血栓性静脉炎。若出现并发症，则可能有2~3种颅内并发症同时出现。

（陈歆维）

慢性鼻窦炎有哪些临床表现？

慢性鼻窦炎是以鼻塞、流脓鼻涕、头昏、头痛、嗅觉减退为主要表现的疾病。本病病程较长，可数年至数十年，反复发作，经久难愈。慢性鼻窦炎绝大多数是鼻窦内的多种细菌感染，致病菌以流感杆菌及链球菌多见。

临床表现主要有：

（1）流涕。多为脓性，黄绿色或灰绿色，病程长者鼻涕可有臭气，脓涕常可经后鼻孔流至咽喉，患者自觉咽部有痰，并常经咽部抽吸后吐出。

（2）鼻塞。因鼻黏膜充血，鼻甲肥大或鼻息肉所引起，有时亦可因脓涕太多，于擤出鼻涕后鼻塞减轻。

（3）嗅觉下降。多为两种原因所致，一为鼻黏膜肿胀、鼻塞，气流不能进入嗅觉区域，二为嗅区黏膜受慢性炎症长期刺激，嗅觉功能减退或消失。前者为暂时性的，后者引起的嗅觉减退则为永久性的。

（4）头昏、头痛。慢性鼻窦炎多表现为头沉重感，急性发作时可有头痛，均为鼻窦内引流不畅所致。

（5）全身表现：少数人可无明显症状，但多数有头昏、食欲不振、易疲倦、记忆力减退以及失眠等。

（陈歆维）

鼻窦炎为什么会头痛？

鼻窦炎除发炎鼻部疼痛外，常常伴有头痛，这是由于窦腔黏膜肿胀和分泌物潴留压迫，或者分泌物排空后的负压牵引、刺激三叉神经末梢而引起的。疼痛的分布和特征有助于临床上对于病变的定位。

额窦炎头痛常常向前额部放射，通常表现为整个头痛，其时间规律为晨起后逐渐加重，即脓性物流出流空效应造成头痛，9~10点最为剧烈，后随窦口阻塞减轻而疼痛逐渐减轻，晚间窦腔内无脓性分泌物，窦口阻塞最小，故疼痛消失。

上颌窦炎的疼痛往往从内眦向面颊部放射，或是向牙根处放射，常被误以为牙齿疾病。其时间规律为晨起轻，午后重，是因为晨起窦腔内无积脓，后脓性分泌物逐渐潴留，午后疼痛渐重。

筛窦炎的疼痛常常位于鼻根和内眦后部，晨起时因一夜积脓疼痛最重，后逐渐流空，疼痛减轻。

蝶窦炎可引起枕部或球后疼痛，晨起脓液流出疼痛最轻，夜间或酒后因脓液积聚或血管扩张疼痛加剧。

以上是将各组鼻窦疼痛分而述之，但临床上单窦炎症情况往往较少，多为多组鼻窦或全组鼻窦炎症。因此疼痛往往叠加。

（李晓艳）

真菌性鼻窦炎有哪些临床表现？

常为单窦起病，以上颌窦发病率最高，其次为蝶窦、筛窦，额窦罕见，有时可多窦并发。不同临床类型的真菌性鼻窦炎有不同的临床表现。

（1）急性侵袭性真菌性鼻窦炎　起病急，病变进展迅速，可在7~10天内累及眼眶、颅内和面部、口腔等邻近器官，若不及时诊治，可在8~25天内死亡。主要表现为发热、鼻腔结构破坏、坏死，大量脓性结痂，眶周及面颊部肿胀疼痛，或眼球突出、结膜充血、眼肌麻痹、视力减退及眶后疼痛等，或腭部缺损，或剧烈头痛、颅内高压、癫痫、意识模糊或偏瘫等，或眶尖综合征、海绵窦血栓性静脉炎等。多发生于免疫功能低下或缺陷者，常见于糖尿病酮症酸中毒、器官移植术后、长期应用糖皮质激素或抗肿瘤药物或广谱抗生素、放疗及HIV患者。致病菌主要为曲霉菌和毛霉菌。

（2）慢性侵袭性真菌性鼻窦炎　起病隐匿，进展缓慢。早期可能仅有血性涕或较严重的头痛。本病特点是具有缓慢进行性的组织侵犯。常见致病菌为曲霉菌、毛霉菌、链格子菌属和念珠菌屑等。早期病变限于鼻窦时，临床表现与非侵袭性真菌性鼻-鼻窦炎相似。后期病变侵犯不同部位时，引起相应症状，临床表现与急性侵袭性真菌性鼻窦炎相似。病程大于4周以上是主要鉴别依据。

（3）非侵袭性真菌性鼻窦炎　可分为真菌球和变应性真菌性鼻-鼻窦炎。真菌球多单窦发病，以上颌窦发病率最高，其次为蝶窦、筛窦，额窦少见。临床表现似慢性鼻窦炎，如鼻塞、流涕或有恶臭等，也可没有任何临床症状。

（4）变应性真菌性鼻-鼻窦炎　多发生在有免疫能力的成人和青年人，多有特应性体质，多有长期反复发作的全鼻窦炎或鼻息肉史或合并哮喘病，多有经历一次或多次鼻窦炎和鼻息肉手术史。发病隐袭，进展缓慢，多累及一侧多窦。临床表现与慢性鼻窦炎、鼻息肉相似。少数患者也可以鼻窦"肿物"形式起病，病变在鼻窦内扩展性发展，致鼻窦扩张性增大和鼻窦骨壁压迫性吸收。临床表现为眶侧或颌面部缓慢进展的隆起，隆起尤痛、固定、质硬和呈不规则形，酷似鼻窦黏液囊肿、黏液脓囊肿和恶性肿瘤。隆起不断增大压迫眼眶则引起眼球突出、移位，进而眼球活动受限、复视、上睑下垂等。个别严重者可出现眶周软组织肿胀、疼痛，累及眶内和视神经可致视力减退或失明。鼻窦CT显示病变中央高密度的变应性黏蛋白影（较均匀的毛玻璃状或极不规则的线状，有星状分布的钙化点），骨窗表现更明显。鼻窦MRI显示病变中央低信号、周边强信号。

（李晓艳）

小儿鼻塞都是鼻炎吗？

小儿鼻塞不一定是鼻炎，可由许多原因引起。当小儿无明显原因而出现一侧鼻腔堵塞，流黏液涕或脓血涕时，我们首先要想到的不是鼻炎，而是鼻腔异物，一般以豆类、果核、玻璃球、橡皮、纽扣、纸团等多见。这时不要恐吓逼问孩子，更不要自行掏取。因为有些异物又小又滑，如果取出方法不当，则会下滑掉入喉腔或气管，可危及生命。此时应尽快带孩子到医院耳鼻喉科检查，确定有异物后，先用1%麻黄素收缩鼻腔黏膜，根据异物的形状、大小、性质和所在部位，采取不同的方法取出。较小的婴儿，经常有鼻塞症状，表现为张口呼吸、呼吸频率加快、口干、易哭闹，尤其在吃奶时，突然停下而啼哭。通常是因为室内温度过高，室内湿度不够或婴儿包裹得太厚，致使婴儿鼻腔干燥，并附有大量鼻痂团堵塞鼻腔。对此家长应用湿棉球轻轻湿润鼻痂，待鼻痂变软后轻轻取出。在取鼻痂时动作要轻快。位置过深的鼻痂一般不会完全堵塞鼻腔故可不必取出，以免在取痂时损伤鼻腔黏膜。另外，有些孩子表现有较重的鼻塞和讲话带鼻音，但检查鼻腔时，既没有鼻炎、异物，也无鼻痂，在检查鼻咽部时发现小儿的鼻咽部腺样体肥大。腺样体自幼年起逐渐增大，但到10岁以后，便开始萎缩。如果腺样体过度肥大则可堵塞后鼻孔出现鼻塞，堵塞咽鼓管咽口则可引起听力减退、分泌性中耳炎，由于长期张口呼吸可致面部发育障碍，如上颌骨变长、腭骨高耸、牙齿排列不齐、上切牙突出、唇厚，伴表情迟钝、反应不敏捷、注意力不集中、学习成绩低劣等。对于该病的治疗，以手术切除为好。

（李晓艳）

小儿有鼻音都是鼻炎引起的吗？

鼻腔与鼻窦是发音的共鸣器官，当人说话或唱歌时，除口腔、咽、喉等器官在发音时起作用外，鼻腔和鼻窦的共鸣作用也是非常重要的。当小儿患有急慢性鼻炎、过敏性鼻炎，或鼻腔有异物堵塞时，说话时发出的声音不能进入鼻腔，缺乏共鸣作用，便会产生沉闷、不悦耳的声音，如在闷罐中讲话，称为闭塞性鼻音。就如同有些乐器，一旦某一部位堵塞，便不能演奏出美妙的乐曲一样。反之，若小儿患有先天性腭裂，咽腭闭合不全，造成鼻腔底壁缺损或软腭瘫痪，发音时软腭不能很好地关闭鼻咽部而有漏气，也不能产生正常的鼻腔共鸣，便形成开放性鼻音，表现为口齿不清，发音难辨等。由此可以看出，小儿讲话带有鼻音，不都是鼻炎引起的。在幼儿，特别在1岁以下，常会听到鼻子有呼噜声，像是分泌物在其中随呼吸穿梭，那便是鼻屎，当然也是痰的一种表现（呼吸道分泌物）。而妈妈们担心宝宝感冒了，其实多半是多虑的。因为大多数时候是由于累积过多、慢慢变干黏住的鼻分泌物造成的，尤其是没有发热、活动等变化时，更不必担心，只要养成好习惯，每天固定清洁好鼻内分泌物，便不会有以上情况发生了。只有经医生检查，发现有鼻腔内发炎，即发红、肿胀，引起鼻黏膜的分泌物增多时，才能诊断为鼻炎。

（李晓艳）

小儿鼻腔有臭味是怎么回事？

孩子鼻子有臭味，应当去医院检查治疗。通常是鼻腔异物和萎缩性鼻炎引起。

鼻腔异物多发生于3岁左右的小儿，因小儿年幼不懂事，又颇具好奇心，在玩耍时易将豆粒、果核、扣子、纸团、小铁球等塞进鼻孔里。由于鼻腔内部结构的原因，塞进的东西多不易取出，通常情况下，越挖越深，孩子怕大人批评，又不讲，便一直存留在鼻腔内。异物在鼻腔内长期存留，刺激鼻黏膜，引起鼻腔黏膜充血、肿胀，分泌物增多，严重者引起鼻黏膜溃烂，并有臭味。在这种情况下，家长若认为是鼻腔异物所致，而独自取异物的做法是盲目而危险的，应该立即带孩子到医院请医生取出。小儿鼻出血后，因堵塞棉球时间过长而鼻臭者，通常应立即更换或取出棉球，否则会引起鼻腔感染，甚至引起鼻窦发炎。一般情况下，鼻腔填塞棉球或凡士林纱条者，应在48小时内更换，若堵塞物表面涂有抗生素软膏者可延长几日，但也不应超过1周。

小儿患有萎缩性鼻炎，通常表现为因鼻塞、鼻腔有干燥异物感而经常挖鼻子，有时挖破后流鼻血，家长经常能看到孩子鼻腔内有大量的绿色脓痂（鼻腔异物则不引起鼻腔有脓痂，而是大量的脓涕）。医生检查可见小儿鼻腔宽大，鼻黏膜干燥、变薄，鼻甲变小，表面附有脓痂，并有特殊臭味。此病还常引起鼻梁下陷，影响孩子的五官发育。

（李晓艳）

小儿流鼻涕是鼻炎吗？

孩子流鼻涕，家长首先就会想是不是感冒了，得鼻炎了。其实孩子流鼻涕是有多种原因的。由感冒引起的鼻炎被称为急性鼻炎，此时鼻腔黏膜充血肿胀，腺体分泌增多即形成鼻涕，开始为清水样的，3~5天后渐为脓涕，以后逐渐痊愈。常流清涕并伴有鼻塞、鼻痒、打喷嚏等症状，尤其清晨起床后明显，从温暖的被窝中出来，立即连连打喷嚏，接着清水鼻涕流个不停，需警惕是否患有过敏性鼻炎。支气管哮喘同时伴有流鼻涕，更是要注意孩子是否患有过敏性鼻炎了。如果孩子的一侧鼻腔有臭味，流脓涕，有时涕中带血丝，需考虑鼻腔内是否有异物。这种情况多发生于3岁左右的孩子，玩耍时因好奇，常常自己把纸张、豆类、花生米等异物放入鼻腔内，塞入后取不出，水分被吸收后发生腐败，产生臭味，但金属类小零件、小纽扣塞入鼻腔后不一定引起臭味。另外，涕中带血时还要注意应排除鼻腔肿瘤的可能性。孩子因急慢性鼻炎继发鼻窦炎时，常常鼻涕会很多，似乎"流不完"，有时还伴有头痛。个别小孩子仅单侧有鼻涕，但擤也擤不出来，鼻孔不通气，睡觉打呼噜，那就可能有鼻息肉的存在了。

（李晓艳）

小儿鼻腔里经常有干痂堵塞是鼻炎吗？

鼻腔干痂堵塞的原因是多方面的。小儿鼻腔里有干痂阻塞，既妨碍鼻腔通气，也常使小儿感到鼻腔不适而挖鼻，有时还会将鼻黏膜挖破造成鼻出血。

结痂可发生在鼻腔的任何部位，如鼻前庭、鼻中隔、鼻甲等。鼻前庭的鼻痂，多因挖鼻时将皮肤损伤或鼻前庭湿疹所致皮肤糜烂、渗液后而形成的黄色结痂。同时伴有鼻前庭皮肤红肿，或痒或痛，有散在的小红色丘疹，或有皲裂。剥掉黄痂时易出血。鼻中隔前端结痂多由于鼻中隔"利特（Little）区"（又称"易出血区"）的血痂及黏膜糜烂、坏死组织、炎性细胞及分泌物的堆积所致，也有的是因鼻出血后，血液凝固留滞所形成。鼻甲及鼻腔黏附的结痂，多因患有干燥性鼻炎或萎缩性鼻炎，黏膜呈慢性炎性改变，上皮纤毛脱落，腺体分泌减少，炎性分泌物堆积而形成的。当小儿感冒上火或气候及周围环境干燥时更为加重。

（李晓艳）

儿童慢性咳嗽与慢性鼻-鼻窦炎有关系吗？

过敏性哮喘、胃食管反流性疾病及慢性鼻-鼻窦炎是儿童慢性咳嗽中最常见的疾病。慢性鼻-鼻窦炎引起慢性咳嗽的原因可能有：鼻后孔漏，鼻腔内大量脓性或黏脓性、黏性分泌物倒流至咽部，引起咳嗽；鼻窦炎鼻后孔滴漏造成支气管炎，也可引起反复咳嗽；鼻和鼻窦分泌物后流滴入咽喉部或呼吸道，通过神经反射使咳嗽反射敏感化形成慢性咳嗽；慢性鼻-鼻窦炎引起的长期鼻塞可导致张口呼吸，空气不能经过鼻的过滤、湿化直接损害下呼吸道引发慢性咳嗽。

（李晓艳）

儿童鼻窦炎的症状有何特点？

儿童鼻窦炎因儿童言语表达有限，故易被家长及医生忽视。其症状与成人鼻窦炎相比有相同点，亦有特殊之处。

一般来说，儿童鼻窦炎常发生于5~9岁，最常见的致病菌是肺炎球菌、链球菌和葡萄球菌。

（1）急性鼻窦炎　往往全身症状明显，发热、畏冷、烦躁、哭闹或精神萎靡，甚至抽搐。局部症状多为鼻塞、脓涕、鼻出血。其中，上颌窦炎可致患侧颜面红肿、皮温升高、牙痛，额窦炎致头痛，蝶窦炎可致枕部疼痛。严重时可导致中耳炎，视神经受累，咳嗽、恶心、呕吐等。

（2）慢性鼻窦炎　主要表现为间歇性或者持续性鼻塞，黏脓鼻涕，若鼻涕倒流入咽部则不流涕，频发鼻出血。可伴有支气管、肺部炎症，声音嘶哑，颈部淋巴结肿大，慢性中耳炎，结膜炎，咽炎等。严重的还会有全身中毒症状，影响面部乃至全身发育情况。

（3）并发症　支气管炎为最常见的并发症。同时由于儿童咽鼓管短而平直，容易造成中耳炎。婴幼儿上颌窦炎会引起上颌骨骨髓炎，是因为上颌窦发育较早，窦腔小、骨壁厚，且富有血管，故受到感染时容易波及上颌骨骨膜、骨髓。其症状为：患儿高热、哭闹不安，面颊部、下眼睑、结膜肿胀，可有眼球突出、活动受限，同侧鼻腔流脓涕之后出现上颌牙龈、硬腭、牙槽处红肿，破溃，形成漏管。或者引起眶蜂窝织炎、眶骨膜炎、眶内脓肿等眼眶并发症。还有颅内感染、关节炎、贫血、智障等等。

（李晓艳）

慢性鼻炎伴发慢性咽炎有何临床特点？

慢性鼻炎伴发慢性咽炎在医学上有一个特殊的名词称为"后鼻孔滴漏综合征"。后鼻孔滴漏是指鼻腔产生的黏液堆积在后鼻孔并流入咽喉，或者说患者有鼻腔后端有黏液滴下来的感觉的情况。后鼻孔滴漏是慢性鼻炎的最常见特征，通常是因为大量的黏（脓）鼻涕经鼻腔生理性黏液清除输送到咽喉部造成的。这时若咽部来不及吞咽黏液，炎症性的黏涕长期积聚在咽喉部就会导致慢性咽炎、喉炎。

这类咽喉炎的特点就是长期声音嘶哑，不断咳嗽、清嗓子或是咽痒。小儿如果出现上述症状，首先要考虑是否有鼻炎，并予以及时治疗。

（陈歆维）

鼻炎会引起流鼻血吗？

鼻炎是流鼻血的常见病因之一。前面我们提到过，有些鼻炎的症状本来就包含鼻出血，例如萎缩性鼻炎、急性鼻炎，但是这类疾病往往出血不多，或仅为涕中带血。鼻炎、鼻窦炎患者如果同时有高血压或血液系统疾病，容易造成鼻部大出血。同时鼻炎患者鼻黏膜肿胀、脆弱，黏膜内血管又往往是扩张的，临床上由于不恰当的擤涕造成鼻出血的也比较多见。儿童流鼻血常常因变态反应性鼻炎（过敏性鼻炎）所致，有报道说，在过敏性鼻炎的患儿中，约有55%的患儿易反复出现鼻出血。

（陈歆维）

慢性鼻炎合并鼻中隔偏曲的临床表现有哪些？

慢性鼻炎合并鼻中隔偏曲首先表现为单侧持续性鼻塞，或偏重于一侧的间歇性、交替性鼻塞。遇到感冒或受冷时加重，并且逐渐演变成双侧持续性鼻塞。若是儿童，长期鼻塞，经口呼吸，会影响患儿肺、胸廓发育，形成鸡胸。鼻塞严重的还会有嗅觉减退或消失。

其次，鼻中隔偏曲的患者容易出现单侧的鼻出血。这是因为鼻中隔有一侧或棘突处黏膜张力比较大、黏膜又比较薄弱，而鼻中隔的血管比较丰富，局部经常受到气流刺激，容易引发鼻出血。

此外，鼻中隔偏曲的患者可以有头痛。偏曲的鼻中隔往往会与一侧的鼻甲（中、下鼻甲）黏膜相接触、挤压，便会引起该侧的神经反射性头痛。另外由于鼻中隔偏曲改变鼻内气流方向，造成偏曲部位后方的黏膜水肿炎症，亦会引起头痛。

（李晓艳）

血管运动性鼻炎有什么表现？

根据发病因素，Goldman（1987）将血管运动性鼻炎分成3种临床类型，这种分型对于诊断和治疗有一定意义。

（1）物理性反应型　一些患者常针对某些物理性刺激产生特异性鼻部反应。如接触冷空气、突然的气温变化、潮湿等，即产生发作性喷嚏，并伴有较多水样鼻涕。患者常可明确陈述发病诱因。该型也可能属于反应过强性鼻炎。

（2）精神性反应型　精神紧张、恐惧或怨恨、沮丧等反复刺激，引起患者鼻部反应。现代生活内容的变化和节奏的加快与传统观念之间的矛盾，使此类患者人数增加。

（3）特发性反应型　此型患者往往找不到任何可疑的诱发因素，占血管运动性鼻炎病例的大多数。患者常有水样鼻涕，鼻黏膜水肿，时有黏膜息肉或鼻息肉。内分泌功能失调可能是其诱因之一。

根据临床特点又可分为两种类型：

（1）鼻塞型　该型症状以鼻塞为主，多为间歇性。一些患者晨起时鼻塞严重，白天减轻或消失；也有的患者每晚加重，常伴有随体位变化的交替性鼻塞。如鼻黏膜发生息肉样变或鼻息肉，可有不同程度的持续性鼻塞。时有喷嚏，但程度较轻，喷嚏过后鼻部症状可获短暂缓解。患者往往对气候和环境温度的变化异常敏感。

（2）鼻溢型　水样鼻涕增多为其主要症状，多伴有发作性喷嚏。发病常为连续数天，每天换洗数条手帕或耗用大量手纸。鼻内发痒，但很少有眼结膜受累、眼痒等症状。症状持续数天或数周后可自行减轻或消失，经过一定间歇期后在一定诱因作用下又可发病。本型以20~40岁女性多见，且精神类型多不稳定。其他症状尚有因黏膜持续肿胀充血、水肿引起的嗅觉减退、头昏等症状。

鼻镜检查鼻黏膜色泽无恒定改变。有由充血产生的暗红色，或由容量血管扩张产生的浅蓝色，或由黏膜水肿产生的苍白色。有的一侧鼻黏膜充血暗红，另一侧却苍白水肿。鼻甲肿大者一般对麻黄素收缩反应尚好，但病程长者或反复使用萘甲唑啉（滴鼻净）者，则收缩反应差。病程长者可表现出黏膜水肿和息肉样变。后鼻镜可见到增大、水肿的下鼻甲后端。

（李大伟）

过强反射性鼻炎有什么表现？

与其他高反应性鼻病极相似，但症状发作来去迅速，持续时间短。以喷嚏为主，有轻度间断性鼻塞，鼻溢不明显。症状发作过后可一切如常。患者多诉在感冒之后发病，症状持续一段时间后可消失。鼻镜检查多无改变，鼻分泌物涂片检查常无特征性发现。

（李大伟）

嗜酸细胞增多性非变态反应性鼻炎有什么表现？

与血管运动性鼻炎、变应性鼻炎相似，患者常难以诉说症状发作的诱因。鼻腔检查也无特征性改变，但鼻分泌物涂片可发现有大量嗜酸细胞，变应原皮肤试验阴性。

（李大伟）

慢性鼻炎长期发作会转变成鼻腔恶性肿瘤吗？

慢性鼻炎是鼻腔表面黏膜和黏膜下组织的炎症反应。而鼻腔恶性肿瘤是黏膜细胞恶性病变后，不受控制的分裂生长增殖。炎症和恶性肿瘤一般来说是两种截然不同的病变，不应混淆。慢性鼻炎也不是鼻腔恶性肿瘤的"癌前病变"，所以慢性鼻炎一般不会转变成鼻腔恶性肿瘤，也可以说慢性鼻炎转化为鼻腔恶性肿瘤的概率很低。

但是长期的炎症慢性刺激可造成黏膜上皮大面积退化，从原先的有功能的纤毛柱状上皮退化变成无功能的鳞状上皮和纤维增生的皮下组织，叫作"鳞状上皮化生"。有些科学家认为，鳞状化生是一种癌前病变，使鼻腔黏膜更容易变成恶性肿瘤。和鼻腔关系密切的鼻窦有四对，分别称为上颌窦、筛窦、额窦和蝶窦。许多上颌窦癌患者伴有慢性化脓性上颌窦炎病史，临床上各组鼻窦炎发病率的差异情况与其恶性肿瘤的发病率基本相符，均以上颌窦为最常见，其次是筛窦，额窦再次之，蝶窦最少。说明鼻–鼻窦炎和鼻–鼻窦癌两者之间可能有因果关系。

可见，积极治疗鼻炎、鼻窦炎是预防鼻部恶性肿瘤的有效措施。对40岁以上，长期患慢性鼻炎、慢性化脓性鼻窦炎的患者治疗时，应提高警惕，对可疑病变处可以采取活检，以免漏诊。

（朱正华）

慢性鼻炎长期发作会转变成鼻咽癌吗？

鼻咽癌是我国高发恶性肿瘤之一。从流行病学调查资料显示，我国广东、广西、湖南、福建、江西为世界鼻咽癌高发区。目前认为鼻咽癌是一个多因素多诱因的疾病。主要有三方面：遗传因素、EB病毒感染和环境因素。

遗传因素表现为鼻咽癌患者有种族和家族聚集现象，如有同卵双生的兄弟先后罹患鼻咽癌的病例，侨居海外的中国南方后代仍然保持较高的发病概率。

许多鼻咽癌患者体内的EB病毒抗体呈阳性。EB病毒是上呼吸道感染的常见病毒之一。有科学家证实，EB病毒感染的人群，鼻咽癌的发病率提高了好几倍。所以EB病毒感染的急慢性鼻炎患者需提高警惕。如果鼻炎患者，伴有EB病毒抗体阳性，可以行纤维鼻咽镜检查，发现病变可以做活检。慢性鼻炎常常有鼻后滴漏现象，而且鼻腔表面黏膜上皮的纤毛摆动方向大都朝向鼻咽部，炎性分泌物随黏液毯排泄至鼻咽部后常常被吞咽。所以慢性鼻炎容易导致鼻咽炎。鼻咽炎反复发作，会明显提高鼻咽癌的发病率。

环境因素中比较明确的有吸烟饮酒史，包括吸二手烟；某些重金属污染饮水等。社会方面应宣传戒烟，呼吁人们积极治疗慢性鼻炎、鼻咽炎，监测EB病毒，普及纤维鼻咽镜的筛查。让我们重视鼻部、鼻咽部的健康，正视肿瘤，远离肿瘤。

（朱正华）

慢性鼻炎会引起鼾症吗？

睡眠时打鼾以前被人们误解为睡得熟睡得香。西医学认为大多数打鼾的患者罹患一种疾病，叫作"阻塞性睡眠呼吸暂停低通气综合征"，俗称"鼾症"。

睡眠当中，呼吸时气流能否畅通地进入气管和支气管，关键是喉以上的呼吸道。引起鼾症的主要原因是上呼吸道狭窄或阻塞，其中一个重要原因是慢性鼻炎，尤其是肥厚性鼻炎和鼻息肉。

所有鼾症患者睡眠后都有很响的呼噜声，常常影响他人休息。有时患者自身未发现打鼾，同居室的人才能观察到。打鼾和呼吸暂停常常交替出现，但是打鼾并不是真正的严重问题，不是打鼾越响而鼾症越严重。憋气的时候，有腹部运动，但无呼吸运动，也没有声音，危害更大。睡眠呼吸暂停频繁发作，导致肺部气体交换功能受损，血液氧气减少，易惊醒，憋醒后常常感到心慌、胸闷和气急。晚上不能安静入睡，多噩梦，夜间睡眠质量不好，白天常常出现晨起头疼、吃力、赖床，过度嗜睡（与人聊天、开会、看电视时不自觉地入睡）。容易出现记忆力减退，注意力不集中，工作学习效率低，性格改变。长期鼾症的患者容易并发心脑血管疾病，比如高血压、心律失常、心绞痛和脑血管意外等等。

现在，许多医院建立了睡眠呼吸研究中心，应用多导睡眠描记仪器对鼾症患者进行客观的定性定量的检查和监测。所以，怀疑有鼾症的患者，应该首先到医院行多导睡眠检查，了解自身睡眠期机体的变化，确定睡眠呼吸暂停的性质和程度。其次完成常规的耳鼻咽喉头颈外科检查、纤维鼻咽镜和放射科的检查，对查明病因、判断阻塞平面有关键的意义。

鼾症的患者不宜从事司机、高空作业等危险工作，以免发生意外。侧卧睡眠，减少舌根后坠，减轻鼾症症状。控制饮食，戒烟酒，适量运动，瘦身，减轻体重，大多可以从一定程度上缓解鼾症症状。合并有慢性鼻炎的患者，应用局部激素喷雾剂，比如伯克纳（丙酸倍氯米松鼻气雾剂），雷诺考特（布地奈德喷鼻剂），内舒拿（糖酸莫米松鼻喷雾剂）等等，对鼻炎和鼾症也有重要的治疗作用。若病因明确，比如肥厚性鼻炎、鼻息肉、鼻中隔偏曲等等，应该手术去除病因。

（朱正华）

慢性鼻炎有哪些并发症？

鼻炎是鼻腔黏膜上皮的炎症，临床上表现为鼻塞、流清鼻涕、打喷嚏、鼻痒痒和鼻后滴漏。同时常常伴有疲劳、头痛、注意力不集中，可以严重损害人们日常生活。鼻炎不仅仅是一个局部的病症，它也可能引起下列问题。

（1）引起中耳炎、鼻窦炎和泪囊炎等。慢性鼻炎最常见的并发症就是中耳炎和鼻窦炎。因为鼻炎阻塞了连接中耳和鼻咽部的咽鼓管，就容易得中耳炎；阻塞了各组鼻窦通向鼻腔的自然开口，就容易得鼻窦炎；此外鼻炎在鼻息肉的发病中起着重要作用。如果肥厚性鼻炎阻塞了鼻腔的泪道开口，患者容易罹患泪道炎和泪囊炎，表现为常流眼泪，严重的有局部眼睛红肿。合并过敏性结膜炎的患者，眼睛症状会加重。若转变为干燥性萎缩性鼻炎，容易鼻出血，出现鼻臭味。

（2）影响睡眠和生活质量。慢性鼻炎的一个突出症状是鼻塞，鼻塞当然影响睡眠，睡眠不好，第二天就会出现乏力和过度嗜睡。一个双盲、安慰剂对照、前后续贯研究显示，局部鼻激素喷雾治疗可以明显改善鼻炎患者的夜间睡眠质量和白天嗜睡乏力。鼻炎不积极治疗，可以使嗅觉、味觉下降，出现咽炎，表现口干、咽干、咽痒、咳嗽，出现睡眠打呼噜和睡眠暂停，并且会加重哮喘发作的频率。

（3）影响注意力和学习效率。鼻炎影响注意力、记忆力和学习效率，而且第一代的抗过敏药（抗组胺药）可加重这种情况。有科学家研究发现，过敏性鼻炎的儿童通常比健康儿童更加害羞，更加抑郁焦虑，对外界更加恐惧。长期睡眠欠佳，对少年儿童的学习成绩和性格形成都是非常不利的。

（4）影响口腔颌面发育。如果幼儿长期鼻塞，过度张口透气，会导致颜面发育拉长，硬腭高拱，牙列咬合不齐。有文献报道，上呼吸道慢性炎症对脸颊狭长的儿童影响尤其明显。如果及时解除鼻阻塞，完全可以逆转这些病理发育。原先总认为腺样体、扁桃体肥大是口腔颌面发育异常的主要原因，其实过敏性鼻炎和后鼻孔闭锁等因素也应该被考虑进去。

（5）引发或加重哮喘。变应性鼻炎（过敏性鼻炎）应该被充分认识和积极治疗。合理规范的治疗可以减少哮喘的发病机会，也可以提高哮喘患者的治愈率，降低哮喘的发作程度。儿童的特异性疾病三联症包括哮喘、过敏性鼻炎和特异性鼻炎。三者都有一个共同的病理基础，都存在一个过敏性的变态反应机制，都有家族聚集性和遗传可能。

研究表明，发作期治疗过敏性鼻炎，对哮喘的及时预防、控制和治疗有明确的积极意义。甚至还有一项前瞻性、纵向研究，涉及患鼻炎的694名大学新生，发现鼻炎使哮喘发病机会升高，就是说鼻炎和哮喘有"亲戚"关系。有鼻炎的大学新生23年后，哮喘发病率为10.5%；没有鼻炎的患者23年后哮喘发病率为3.6%。有鼻炎的患者，即使当时没有哮喘发作，往往可以存在下呼吸道高反应性。很多人认为，过敏性鼻炎是哮喘的高危因素。但是目前还不能预测哪些鼻炎患者将来会发生哮喘。

有一项研究中，用乙酰胆碱（一种收缩下呼吸道细小支气管的药物）或者过敏原激发鼻炎患者的支气管，看能否产生支气管高反应性，以此来判断是否这些鼻炎患者将来会发生哮喘。但是这项研究还没有明确的结论。然而有一点是明确的，即鼻炎的积极治疗可以改善哮喘。

（6）导致鼻源性眶内、颅内并发症。因为抗感染药物的效力提高很快，这些并发症近年明显减少，但是在我国不发达地区或免疫抑制人群（老年人、肝肾移植患者、艾滋病患者、血液病患者等等）中还是会产生此类严重并发症。鼻炎、鼻窦炎导致局部抵抗力下降，发生病毒性、细菌性鼻炎和鼻窦炎，炎症突破鼻腔鼻窦边界，向上进入眼眶和颅内，出现恶性并发症，需要积极治疗。

治疗变应性鼻炎有三个路径，包括过敏原回避，免疫脱敏治疗和药物治疗（包括局部鼻腔喷药和口服全身用药）。规范治疗鼻炎，能够消除炎症反应过程，避免并发症，极大提高患者的生活质量。

（朱正华）

鼻源性眶内并发症有哪些？

鼻和鼻窦炎症可引起眶内并发症，后果很严重，应当引起重视。鼻源性眶内并发症有5种类型：①眶内炎性水肿；②眶壁骨膜下脓肿；③眶内蜂窝织炎；④眶内脓肿；⑤球后视神经炎。此外鼻源性眶内并发症可经过海绵窦血栓性静脉炎进而发展为颅内并发症。

（李大伟）

鼻源性颅内并发症有哪些？

鼻腔或鼻窦感染可引起颅内并发症。按鼻源性感染途径和病情程度的不同，引起的颅内并发症主要有硬脑膜外脓肿、硬脑膜下脓肿、化脓性脑膜炎、脑脓肿、海绵窦血栓性静脉炎，可能有2~3种颅内并发症同时发生，亦可能合并眶内并发症一起发生。

（李大伟）

儿童过敏性鼻炎会有哪些危害？

儿童过敏虽然主要发生在鼻腔，但是很多孩子会合并哮喘，哮喘是过敏性鼻炎的一个合并症，也叫伴随疾病，或叫共病。此外，鼻炎有可能进展到鼻窦炎，鼻窦是围绕着鼻腔周围的空腔器官，又称副鼻窦，鼻腔的黏膜和鼻窦的黏膜是相连续的，炎症有可能会波及并引起窦口堵塞。另外，儿童的腺样体肥大（腺样体炎症）和过敏性鼻炎有明确的关系。腺样体位于鼻咽部，在鼻腔的后部和口咽部交接的地方，比较隐蔽，利用鼻内镜就可以看到它。腺样体肥大的儿童有时候还伴随有扁桃体肥大，如果腺样体和扁桃体同时肥大就有可能影响睡眠、打呼噜、呼吸暂停，因此小孩子打呼不是因为睡得香，其实是有风险的。另外腺样体肥大可以引起张口呼吸和腺样体面容。所以说过敏性鼻炎的伴随疾病是多种多样的，应该引起重视。

（张天振）

诊断与鉴别诊断篇

- ◆ 临床常用的鼻腔检查方法有哪些?
- ◆ 鼻通气功能检查是怎么回事?
- ◆ 还有哪些鼻腔功能检查方法?
- ◆ 鼻内镜检查对诊断鼻窦炎的意义是什么?
- ◆ 鼻窦炎影像学检查有哪些?
- ◆ ……

临床常用的鼻腔检查方法有哪些?

临床上常用的鼻腔检查方法可以简单分为两类:

一是不需要借助专业特殊器械或只需借助简单器械的检查。通过视诊和触诊,耳鼻咽喉头颈外科医师能对患者外鼻和面颊部、内眦的形态,有无畸形,有无红、肿、热痛等情况进行初步了解。借助于简单的前鼻镜以及间接喉镜,一般都能对患者的鼻腔的前半部分和部分患者的鼻咽部做相关的检查(大约1/3的患者由于咽反射敏感以及软腭距离咽后壁的距离过近等生理原因鼻咽部不能暴露),前鼻镜不能对患者鼻腔特殊部位如上鼻道做详细的检查。

二是对于以上简单的检查不能详细探明患者病因的情况,需要做一些特殊的需要借助专业器械或设备才能进行的检查。常用的检查有:

鼻内窥镜检查:常见的有软管式的纤维鼻咽镜检查和硬管式的鼻内窥镜检查,是耳鼻咽喉-头颈外科在鼻部检查中最常用的检查方法之一。鼻内窥镜是一种能对鼻腔进行详细检查的光学设备,一般的硬管镜有0°~120°不等的角度,由于有良好的照明,加之本身比较细,直径只有2.7~4.0mm,可以很方便地通过狭窄的鼻腔和鼻道内的结构,对鼻腔和鼻咽部甚至鼻窦内部结构进行检查,尤其是对中鼻道、上鼻道、总鼻道以及鼻咽部做详细的检查,作为客观诊断的依据。鼻内窥镜检查是诊断鼻窦炎、鼻息肉的重要手段,通过配套的手术器械还能来对鼻窦炎、鼻息肉进行精细的治疗,使手术能够达到传统手术无法到达的区域。我国从20世纪90年代初期开始引进这项技术,现在已经得到迅速发展,配合电视监视下的鼻内窥镜不仅可以使视野放大和清晰,还能保存检查和手术治疗的资料,但是该检查技术也有局限性,不能对深部的病变以及鼻窦(骨性空腔)作出确切的诊断。

(王国良)

鼻通气功能检查是怎么回事?

通气功能是为了判断鼻通气程度、鼻气道阻力大小、鼻气道狭窄部位、鼻气道有效横断面积等，通过这些指标的测定来判断病情、指导治疗。常用的有鼻测压计和声反射鼻测量计。

鼻测压计用于测量呼吸时气流在鼻腔的阻力。正常成人鼻阻力为196~294Pa。有急慢性鼻炎或有阻塞性病变时，鼻阻力升高；萎缩性鼻炎时，鼻阻力明显减少。

鼻声反射计用于定量判断鼻腔及鼻咽腔容积、最小横断面积，进而对鼻腔及鼻咽部疾病的病变程度、疗效甚至疾病的性质作出客观评价。正常鼻声反射鼻测量曲线于鼻内孔位置、下鼻甲前缘位置有两个明显狭窄处曲线下降，以后呈现逐渐增高趋势。鼻腔段曲线突然显著增高见于鼻中隔穿孔及萎缩性鼻炎。鼻腔段曲线突然显著降低见于鼻炎、鼻息肉等。

（王国良）

还有哪些鼻腔功能检查方法？

除了鼻腔通气功能检查外，临床上还有鼻自洁功能检查法和嗅觉功能检查法。

（1）自洁功能检查法：主要是通过对鼻黏膜纤毛传输系统的检查而判定的，常用的方法是糖精试验：将直径0.5mm的糖精颗粒置于下鼻甲上，让受检者每隔15秒吞咽1次，当咽部感受到甜味时立即报告，然后用细的卷棉子测量前鼻孔到咽后壁的距离。就能计算出糖精的移动速度，正常成人为3.85~13.2mm/s，平均7.82mm/s。

（2）嗅觉功能检查法：①嗅瓶实验，就是一般体检时所采用的给5种不同气味的溶液（蒜、醋、香精、酒精、煤油）瓶，让受检者辨别。辨出2种以下者为嗅觉减退。②嗅阈检查，以多数人可以嗅到的最低嗅剂浓度为一嗅觉单位，按1、2、3、4、5、6、7、8、9、10嗅觉单位配成10瓶。Druek规定7种嗅剂，共配成70瓶，检查时测出对7种物质的最低辨别阈，用小方格7×10标出，称为嗅谱图。对某一嗅素缺失时，则在嗅谱图上出现一条黑色失嗅带。③嗅觉诱发电位，由气味剂或电脉冲刺激嗅黏膜，应用计算机叠加技术，在头皮特定部位记录到的特异性脑电位，作为一项客观而灵敏的电生理指标，对于嗅觉系统及其相关疾病的诊断具有重要的临床应用价值。

（王国良）

鼻内窥镜检查对诊断鼻窦炎的意义是什么？

应用鼻内窥镜检查可以看见脓液引流的来源，窦口黏膜形态等。可选用不同角度的内窥镜观察鼻腔解剖结构的变异，如中鼻甲是否肥大、息肉的来源和范围、窦口鼻道复合体引流状态、各鼻窦自然开口有无阻塞或异常引流、窦内是否有积脓、鼻腔有无新生物等，对诊断鼻窦炎具有重要价值和意义。

（李晓艳）

鼻窦炎影像学检查有哪些？

（1）CT检查：CT能够对鼻窦的病变以及病变的范围作出明确的诊断，同时对鼻咽部的病变也能作出诊断。可以清晰显示鼻、鼻窦和骨、软组织、含气窦腔和邻近部位（眼眶、颅底、翼腭窝及鼻咽部）等处的解剖影响及病变范围。常用的扫描位置有冠状位、水平位和矢状位。冠状位扫描可以很清楚地显示鼻道解剖变异和与鼻窦的交通情况，可显示筛窦顶与脑、眼与鼻窦的交界影像，对判断鼻窦炎症程度和制定治疗方案有重要指导意义。水平位多用于评估外伤程度、骨质破坏情况和肿瘤侵犯范围等。矢状位主要用于观察额窦、蝶窦形态和颅底的关系。

（2）X线检查：根据检查目的，受检者须采取不同的体位进行X摄片来观察鼻腔和鼻窦。鼻颏位，又称华特位，主要用于检查上颌窦，也可显示筛窦、额窦、鼻腔和眼眶。鼻额位，又称柯德威尔位，主要用于检查额窦和筛窦，也可显示上颌窦、鼻腔和眼眶。从平片上可大体了解窦腔形态，占位性病变的窦壁完整情况，对诊断鼻窦炎症提供一定的信息，有一定价值。鼻咽部侧位片可以明确鼻咽部腺样体有无增大以及对呼吸道的影响。鼻窦的X线片检查现已少用，因为其对鼻窦的病变不能精确分辨，不能用来指导手术。

（3）MRI检查：因无法显示解剖学骨性标志和变异，在鼻窦炎诊断和指导手术治疗中应用价值不大。

（4）A超检查：也可作为鼻窦炎诊断的一种辅助检查。

（李晓艳）

慢性鼻炎同急性鼻炎有什么关系？

急性鼻炎俗称"伤风"或"感冒"，是由病毒引起的鼻腔黏膜的急性炎性疾病，可有全身症状；以秋冬或冬春季之交多见。病情一般经过7~14天便逐渐好转，抵抗力强者可不用药物治疗而自愈。慢性鼻炎是鼻腔黏膜的慢性炎症，病程常持续4周以上或者反复发作，是常见的多发病，常由急性鼻炎治疗不彻底和反复发作引起。

（王国良）

各类型慢性鼻炎之间有何联系？

慢性鼻炎分为两种类型：慢性单纯性鼻炎和慢性肥厚性鼻炎，二者的区别在于后者是由前者发展而来。因此慢性肥厚性鼻炎的症状较慢性单纯性鼻炎要明显。二者症状的区别主要有：慢性单纯性鼻炎主要症状为间歇性或交替性鼻塞，鼻涕增多，主要为黏液性。而慢性肥厚性鼻炎则鼻塞较重，多为持续性、常张口呼吸，并有较明显的闭塞性鼻音及程度不同的嗅觉减退；鼻涕虽不太多，可呈黏液或黏脓性，但不易擤出。慢性单纯性鼻炎一般不伴有头痛、嗅觉减退、耳闷等不适，慢性肥厚性鼻炎常伴有头痛、嗅觉减退、耳闷、听力下降等不适。

（王国良）

鼻-鼻窦炎的严重程度分级是什么？

这是一个主观性分级标准，按0~10分为参照范围，根据视觉评分量表，以鼻-鼻窦炎患者的自我感觉评价为基础制定，0~3分为轻度、>3~7分为中度、>7~10分为重度。

（姜　彦）

怎样诊断过敏性鼻炎？

一般根据以下典型的症状和鼻腔检查所见，即可明确过敏性鼻炎的诊断：

（1）详细询问病史，特别是家族史方面，有无亲属患病。

（2）典型的症状如鼻痒，发作性的连续性喷嚏，大量清水样鼻涕等。

（3）鼻腔检查可见鼻黏膜苍白水肿，大量清水样分泌物。

若有疑问，可行进一步的检查以明确诊断：

（1）鼻腔分泌物涂片检查　在变态反应发作期间，取鼻腔分泌物涂片检查，鼻分泌物中若可见：嗜酸性粒细胞增多，或较多嗜酸性粒细胞或肥大细胞，对诊断有提示作用。

（2）特异性检查　①一般用皮肤试验（点刺试验或皮内注射试验）：原理是由多种假定的变应物质，使与机体接触后，视有无反应出现，可协助诊断。变应原诊断明确后还可应用这种变应原进行脱敏治疗。②鼻内激发试验：是一种既灵敏又特异的方法。该法系将某种变应原溶液（1：1000）滴加于直径0.5cm的圆滤纸片上约200μl，然后将其置于下鼻甲黏膜表面，患者若对该种变应原过敏，放置3分钟后即可诱发典型的变应性鼻炎，症状高度敏感者可诱发哮喘发作。该试验每次只能测试一种变应原，因此只是在皮肤试验阴性，但又怀疑对某种变应原过敏，或在某种特殊情况下须对皮试进一步验证时应用。也和皮试一样，在鼻内激发之前应设对照以排除假阳性。

（王国良）

过敏性鼻炎和感冒有什么区别？

感冒是上呼吸道感染，又叫急性鼻炎，大约90%由病毒引起，少数由细菌引起，病程多为5~7天，少数患者可持续2周。过敏性鼻炎是变态反应性疾病，表现为鼻塞、发作性的打喷嚏、鼻痒，局部有蚁行感，大量流清水鼻涕。感冒患者多有发热、头痛及全身肌肉酸痛等不适，而过敏性鼻炎一般没有这些症状。

（王国良）

常见的过敏原有哪些？

（1）吸入性过敏原：如室内外尘埃、尘螨、真菌、动物皮毛、羽毛、棉花絮等，多引起常年性发作；植物花粉引起者多为季节性发作。

（2）食物性过敏原：如鱼虾、鸡蛋、牛奶、面粉、花生、大豆等。特别是某些药品，如磺胺类药物、奎宁、抗生素等均可致病。

（3）接触物：如化妆品、汽油、油漆、酒精等。

（王国良）

检测过敏原的方法有哪些？

检测特异性变应原的方法有两大类，即体内法和体外法。

1.体内法

体内法是以变应原（过敏原）激发人体，观察所出现的过敏反应。

（1）皮肤试验　①皮内法：以将一定浓度（1∶1000）的变应原溶液0.01~0.02ml注入皮内观察15~20分钟，若注射局部出现风团样反应（直径0.5cm以上）即为阳性。②挑刺法：将一定浓度（1∶10）的变应原溶液滴在皮肤表面，然后在液滴处以针尖挑刺，挑破表皮而不出血，15~20分钟后看结果，局部隆起并有红晕为阳性。

皮肤试验的优点是快速简便，特异性较强，一次可同时做多种变应原。皮肤试验一般不会发生严重反应，但高度敏感者偶可有之，主要表现是面部潮红、掌心发痒、眼睑水肿、胸闷、咳嗽气喘，严重者可发生喉水肿。一旦发生反应可按青霉素过敏进行处理，如果处理及时不会发生严重危险。

（2）鼻内激发试验 全称为鼻腔黏膜激发试验，是指将变应原（过敏原）在标准的、有控制的条件下直接作用于鼻腔黏膜，以观察变应原是否可激发出鼻黏膜速发的Ⅰ型免疫反应，并引起鼻炎的主要症状，如打喷嚏、鼻痒、鼻塞、流涕以及眼部症状。

皮肤试验和鼻内激发试验皆应在试验前48~72小时停用抗组胺药和肾上腺皮质激素类药物，如患者正伴有严重哮喘状态，则不宜行上述检查。

2.体外法

体外法是抽血或者取鼻腔分泌物送实验室检测过敏原的方法。

（王国良）

什么是皮肤点刺试验？

皮肤点刺试验是挑刺法检测过敏原的一种方法，该试验将少量高度纯化的致敏原液体滴于患者前臂，再用点刺针轻轻刺入皮肤表层。如患者对该过敏原过敏，则会于15分钟内在点刺部位出现类似蚊虫叮咬的红色肿块，出现痒的反应，或者颜色上有改变，基本上就能够确定过敏性疾病的存在。皮肤点刺试验现为欧洲国家及美国公认的最方便、经济、安全、有效的过敏原诊断方法，其优点为安全性及灵敏度均高，患者无痛苦，就如被蚊叮一样，而且患者及医生都可以立刻知道检验结果。

（王国良）

皮肤点刺试验有哪些注意事项？

在试验前至少要在48~72小时停用抗过敏药，例如开瑞坦、肾上腺皮质激素，感冒药也不宜服用。

此外皮肤点刺试验有可能引起严重过敏反应，例如哮喘发作、过敏性休克等，因此如患者正伴有严重哮喘状态不宜行上述检查。

4岁以下的小儿不宜进行点刺试验。

（王国良）

皮肤点刺试验（SPT）与血清特异性IgE检测可以互相替代吗？

皮肤点刺试验基本上就能够确定过敏性疾病的存在。但因为是体内试验，有一定的禁忌证，比如有过敏性休克史者禁止行此类试验，妊娠期尽量避免检查，检查前24小时停用糖皮质激素、肾上腺素能类药物、抗组胺药、黄嘌呤类药物、色甘酸钠等药物。另外，试验结果也受患者皮肤状态、操作者的技能以及心理因素的影响。

血清特异性IgE是通过体外检测血液中IgE的浓度来寻找过敏原的方法，也是公认的检测变态反应的有效方法之一，具有特异性强、敏感性高、影响因素少、对患者绝对安全等优点。但是血清特异性IgE检测也有许多缺点：如费用昂贵、花费时间长、放射性同位素易过期而且污染环境、不同来源试剂盒的参比血清不同而不易相互比较、待检血清含有相同特异性IgG时可干扰正常结果。一般只在下列情况下可以考虑做该项检测：①皮试结果难以肯定，但需提供进一步的诊断证据者；②不适宜做皮试或激发试验者，例如老年、幼儿、妊娠妇女、患有皮肤病、对变应原有严重过敏史或正服用抗过敏药物者以及重病者；③观察脱敏治疗效果或研究变态反应机制。

研究结果表明，SPT与血清特异性IgE检测的符合率在80%左右，两种方法存在少数结果不一致的情况，说明两者在诊断上有相互补充作用，也因此不能互相替代。结果不一致可能与下列因素有关：地域和季节差异可使同种变应原致敏组分产生差异；技术因素影响，SPT结果较大依赖于操作者的经验与主观因素；此外，试验用标准化高质量的变应原原料是变态反应特异性检测准确性和可重复性的重要保障。

（高　尚）

季节性过敏性鼻炎的诊断标准是什么？

（1）季节性发病，每年发病季节基本一致，且与致敏花粉传粉期相符合；至少两年在同一季节发病。

（2）发作期有典型的临床症状和体征。

（3）发作期鼻分泌物和（或）结膜刮片嗜酸性粒细胞阳性，或鼻黏膜刮片肥大细胞（嗜碱性粒细胞）阳性。

（4）花粉变应原皮肤试验呈阳性反应，至少1种为（++）或（++）以上，或变应原鼻激发试验阳性、眼结膜试验阳性。

（王国良）

中国各个地区的季节性过敏性鼻炎常见的过敏原有什么不同？

各地季节性过敏原有差异，北部和西部以杨树为主，中部常见法桐，南部则以柳树和松树为主。详见表1、表2。

表1　中国不同地区主要的空气传播花粉树种

地区	花粉树种
中国东北	杨树，榆树，松树，柳树，桦树，槭树，栎树
中国北方	杨树，法桐，松树，柳树，白蜡树，桦树，椿树
中国西北	杨树，榆树，柳树，槭树，柏树，法桐，榛树，白蜡树
中国东部	法桐，松树，柏树，构树，枫杨树，榆树，柳树，杨树
中国中部	法桐，柏树，松树，构树，枫杨树，栎树，女贞树，桑树
中国西南	柳树，松树，赤杨树，柏树，构树，杨树，梧桐，柳杉树
中国南方	松树，构树，桉树，柏树，木麻黄，桑树，核桃树，椰子树

表2　中国不同地区主要的草和阿特拉津（atrazine）花粉

地区	草和阿特拉津花粉属
中国东北	黄花蒿，葎草，禾本科，豚草，藜属，莎草科
中国北方	黄花蒿，葎草，禾本科，藜属，苋科，豚草
中国西北	黄花蒿，藜属，葎草，禾本科，向日葵，苋科
中国东部	黄花蒿，禾本科，葎草，豚草，藜属，苋科
中国中部	黄花蒿，禾本科，葎草，豚草，藜属，苋科
中国南方	禾本科，黄花蒿，藜属，葎草，苋科，蓖麻
中国西南	黄花蒿，禾本科，藜属，葎草，向日葵，蓖麻

（高　尚）

过敏性鼻炎的分类诊断有哪些？

根据变应原种类，可以分为季节性过敏性鼻炎和常年性过敏性鼻炎。季节性过敏性鼻炎，又称花粉症，一般由风做传媒的花粉过敏引起，有明显的发病季节，春夏两季多为花粉释放高峰期，症状持续数小时、数天或数月，每年发作时间基本一致，花粉季过后症状缓解。常年性过敏性鼻炎一般由尘螨、动物皮屑、真菌、粉尘、羽毛等引起，发作无季节性，一年四季可发病。

按照症状发作时间，可分为间歇性和持续性。间歇性过敏性鼻炎一般症状发作<4天/周，患者连续发作<4周。持续性过敏性鼻炎≥4天/周，患者连续发作≥4周。

按照对患者影响程度分为轻度及中重度。轻度过敏性鼻炎症状较轻，对患者生活、工作及学习造成轻微影响。中重度过敏性鼻炎症状较重，对患者的生活、工作及学习造成严重的影响。

（高　尚）

过敏性鼻炎需要与哪些疾病进行鉴别？

过敏性鼻炎需要与血管运动性鼻炎、非变应性鼻炎伴嗜酸性粒细胞增多综合征、反射亢进性鼻炎、顽固性发作性喷嚏和急性鼻炎等进行鉴别。

（王国良）

怎样区别过敏性鼻炎与血管运动性鼻炎？

血管运动性鼻炎与自主神经系统功能失调有关。环境温度变化、情绪波动、精神紧张、疲劳、内分泌失调可诱发，临床表现与变应性鼻炎极为相似，但是变应原皮肤试验和特异性IgE测定为阴性，鼻分泌涂片无典型改变。

（王国良）

怎样区别慢性鼻炎与过敏性鼻炎？

过敏性鼻炎常突然或阵发性发作，但症状消失也快。发作时表现为鼻内奇痒，连续打喷嚏，流大量清水样鼻涕，嗅觉减退等，并可伴有咽痒，眼、耳部位痒感等。

慢性鼻炎的发病则较缓慢而持续，症状消退也很慢，发病时表现为鼻塞、流浊涕，可为黏白或为黏黄涕，或鼻干易出血，并常伴有头昏、头痛、精神萎靡等症状。

患者一般可根据二者症状的不同作出鉴别，对于不典型症状患者，需由专业耳鼻喉头颈外科来诊断。

（王国良）

怎样区分过敏性鼻炎与新型冠状病毒肺炎？

2020年新冠肺炎全球流行，大家谈新冠色变。新冠肺炎早期上呼吸道症状与过敏性鼻炎有相似之处，怎么区分两者呢？一般而言，过敏性鼻炎鼻部症状明显，表现为阵发性喷嚏、清涕、鼻痒，伴鼻塞。新冠肺炎早期少数患者也会出现鼻痒、流涕、鼻塞等，但与感冒类似，不表现为阵发性。过敏性鼻炎常伴有咽痒，一般无发热，无明显全身症状，并且既往有类似发作史，无疫区接触史，如果没有同时发作哮喘，一般不出现胸闷憋气，肺部CT常正常。新冠肺炎常表现为咽干、咽痛，伴发热、乏力等，一般有疫区接触史，可出现胸闷、憋气、呼吸困难，肺部CT有特征性改变。当然，做个核酸检测，就可以确诊啦！

（高　尚）

怎样区别慢性鼻炎同鼻腔恶性肿瘤？

慢性鼻炎是鼻腔黏膜的慢性炎症，以鼻塞为主要表现，有时也可伴有黏脓涕和鼻干、鼻出血等症状，是常见的多发病，常由急性鼻炎治疗不彻底和反复发作引起。

鼻腔恶性肿瘤跟慢性鼻炎属于完全不同的病种。鼻腔恶性肿瘤的表现常比较严重而持续，呈渐进性加重，例如：渐进性鼻塞和单侧少量鼻衄或涕血。肿瘤坏死溃烂时常出现血性恶臭脓涕。肿瘤增大时可引起持续性鼻塞，压迫周围组织可引起疼痛，压迫神经可引起头面部的麻木感。鼻腔恶性肿瘤还可在眼部、颈部、头部有各种表现，也可发生远处转移。当肿瘤侵犯眼眶时，可出现眼球移位、眼球突出、复视、溢泪等症状。肿瘤转移至颈部时，出现颈部肿块，质地较硬，随病情发展，常见肺、肝等远处转移。但是，需要指出的是：鼻腔恶性肿瘤的早期症状常不典型，跟慢性鼻炎的症状极为相似，因此当诊断为慢性鼻炎的患者出现以下症状时，须引起重视，应及时到耳鼻咽喉头颈外科做相关检测，以确定有没有鼻腔肿瘤发生。这些症状有：

（1）逐渐加重的鼻塞。

（2）鼻涕中带血丝或经常性鼻出血。

（3）脓血鼻涕。

（4）头面部麻木或疼痛感，上唇或上列牙槽麻木感或蚁走感。

（5）不明原因的牙痛。

（6）颈部发现肿块。

（7）面部突出的肿块。

（8）出现眼球移位、突眼、复视、溢泪等症状（需同时做眼科检查以排除眼科本身的疾病）。

（9）常有神经性头痛及头胀，晚期肿瘤侵入颅底颅内，产生脑神经麻痹的相应症状。随病情发展，常见肺、肝等远处转移。

（10）张口困难。

（11）长期单侧耳闷、听力下降。

（12）鼻后部（鼻咽部）的异物感。

（王国良）

怎样诊断药物性鼻炎？

药物性鼻炎的临床表现与肥厚性鼻炎非常相似，长期使用血管收缩剂滴鼻后，药物的疗效越来越差，出现多用减效现象。诊断的关键是要仔细询问全身以及局部用药史，以及使用时间，对减充血剂的收缩反应差。

（李晓艳）

干燥性鼻炎需与哪些疾病鉴别？

根据病史和检查比较容易判断干燥性鼻炎，但是还是需要与鼻硬结症、干性鼻前庭炎、霉菌性鼻-鼻窦炎进行鉴别。

（李晓艳）

怎样诊断干酪性鼻炎？

根据鼻腔病变、有干酪样物堆积。早期X线检查显示鼻塞均匀模糊，晚期可因鼻塞向四周扩张并压迫骨质，造成骨质吸收，容易被误诊为恶性肿瘤。活检病理提示仅为慢性炎症。

（李晓艳）

能引起鼻腔出血的疾病有哪些？

能引起鼻腔出血的常见疾病有：①鼻部外伤或自挖鼻伤，急慢性鼻炎，鼻中隔偏曲，鼻黏膜糜烂、溃疡，鼻腔肿瘤；②急性发热性传染病：例如流感，出血热，以小儿多见；③血液病如血友病、白血病，肝、肾等慢性疾病，营养障碍或维生素缺乏，内分泌失调，长期口服抗凝血药，慢性心脏病、高血压患者等。

临床上初次就诊的患者中的绝大多数为急慢性鼻炎，但是我们仍不能忽视其他原因引起的鼻出血，特别是恶性肿瘤的早期可能以鼻出血为首要表现，所以为慎重起见，所有的鼻出血患者最好能到医院做鼻腔和鼻咽部检查以排除肿瘤等严重危及患者健康的疾病。

（李晓艳）

怎样诊断鼻窦炎？

首先根据病史，要有鼻塞、流脓涕及头痛或局部痛典型症状，可伴有一定程度的嗅觉障碍，再辅以相应的鼻腔及影像学检查即可诊断鼻窦炎。

（李晓艳）

鼻窦炎的分类是怎样的？

按照病程可将鼻窦炎分为3种类型：

（1）急性鼻窦炎病程8周以内，全身症状明显。

（2）急性复发性鼻窦炎病程8周以内，每年3次以上急性发作。

（3）慢性鼻窦炎成人病程持续8周以上，儿童病程持续12周以上。

（李晓艳）

真菌性鼻-鼻窦炎应如何确诊？

（1）急性侵袭性真菌性鼻–鼻窦炎：依据起病急骤，病程短，进展快，患者有其他免疫力低下的基础疾病，结合CT显示窦壁骨质破坏，侵犯邻近器官和组织，不难确诊。

（2）慢性侵袭性真菌性鼻–鼻窦炎：根据病程大于4周以上，早期CT显示与非侵袭性真菌性鼻–鼻窦炎相似，晚期CT表现与急性侵袭性真菌性鼻–鼻窦炎相同。

（3）真菌球：临床表现与慢性鼻窦炎极为相似，确诊主要靠影像学检查，CT可显示单窦不均匀密度增高，可见高密度钙化斑点，可出现窦壁骨质吸收或破坏。

（4）变应性真菌性鼻–鼻窦炎：诊断依据：①多见于青年人，常有特应性体质或哮喘史，伴多发性息肉或手术史。②变应原皮试或血清学检查为I型变态反应。③典型鼻窦CT表现。④典型组织病理学。⑤六胺银染色可查见真菌菌丝，但鼻窦黏膜和骨质中无真菌侵犯。

真菌性鼻–鼻窦炎的确诊依据组织病理学检查，证实真菌仅存于窦内病变组织者为真菌球，证实真菌侵犯鼻窦黏膜、骨质者为侵袭型。

（李晓艳）

儿童鼻窦炎如何分类？

对儿童鼻窦炎的分类一直有争议，目前对12岁以下患儿，根据病程进行分类。

（1）急性鼻窦炎每次发病4周以内，全身症状重，30天内症状全部消失。

（2）亚急性鼻窦炎病程4~8周以内，全身症状轻，8周内症状全部消失。

（3）复发性急性鼻窦炎病程8周以内，每年发病3次以上。

（4）慢性鼻窦炎局部症状持续12周以上，全身症状轻。

（李晓艳）

儿童鼻窦炎如何诊断？

儿童鼻窦炎的诊断主要依据病史分析和细致的检查。5岁以下儿童尤其需要家长关注其症状，除了鼻窦炎的常有症状外，还要注意是否有哮喘、上呼吸道感染等。前鼻镜检查鼻腔内常有多量脓性鼻涕。收缩鼻黏膜和清除鼻腔内脓涕后一般可见鼻黏膜呈急性或慢性充血、肿胀，中鼻道或嗅裂可见脓性分泌物。注意鼻前庭可能有结痂，上唇及鼻翼附着处皮肤可能有脱皮或皲裂，均为脓性鼻涕刺激皮肤而致。急性者可能出现感染鼻窦的邻近软组织红肿，如筛窦炎可引起内眦部红肿。此外，急性者感染鼻窦之相应表面皮肤软组织可有压痛。X线检查仅对上颌窦和筛窦感染有诊断实践参考意义。必要时可对较年长患儿行纤维鼻咽喉镜或鼻窦内窥镜检查，有助于进行诊断。此外内科，A型超声波（加用双向B超）扫描亦有较好的诊断价值。6岁以上患儿可行上颌窦穿刺冲洗术。

（李晓艳）

儿童鼻窦炎的影像学检查有什么特点？

X线片可供参考，5岁以下幼儿鼻窦黏膜较厚，上颌骨内尚有牙苞，X线片显示浑浊，并不一定患鼻窦炎。

CT检查：范围广，由于儿童鼻-鼻窦黏膜的炎症反应重，一旦发生常累及多组鼻窦，甚至全鼻窦密度增高。变化快，经过合理治疗，CT显示密度增高可在1~2周内消退。

（李晓艳）

如何诊断血管运动性鼻炎?

几乎每个人都会有偶然的鼻部症状,因此区别正常鼻和病鼻有时比较困难。但只要详细询问病史,仔细检查,认真分析诱发因素,鼻部症状每天累计超过1小时,病程长达1个月以上者,在排除下列疾病后,可诊断为血管运动性鼻炎:①变应性鼻炎变应原皮肤试验阳性,鼻分泌物中有嗜酸细胞和嗜碱细胞。季节性鼻炎发作呈季节性。②感染性鼻炎有急性鼻炎和慢性鼻炎之分。鼻分泌物常为黏液性或黏液脓性,分泌物中多为嗜中性粒细胞。③非常变态反应性嗜酸细胞增多性鼻炎鼻分泌物中有大量嗜酸细胞,但无其他变态反应依据。④阿司匹林不耐受三联症,虽然鼻分泌物中可有多量嗜酸细胞,但患者有水杨酸制剂或其他解热镇痛药过敏史和哮喘史,鼻内有鼻息肉。⑤过强反射性鼻炎由鼻内感觉神经轴突反向过强引起,以突发性喷嚏为主要症状,发作突然,消失也快。

(李大伟)

如何诊断过强反射性鼻炎?

由于症状与其他高反应性鼻病极为相似,故确切诊断较为困难。有下列情形者可考虑本病:①症状发作来去迅速,以喷嚏为主,可有轻度鼻塞;②鼻塞为间断性,持续时间短;③少有鼻溢;④变应原皮肤试验和鼻分泌物细胞学检查皆属阴性;⑤抗组织胺药、抗胆碱药疗效不明显;⑥整个病程常呈阶段性,间歇期较发病期长。

(李大伟)

如何诊断嗜酸细胞增多性非变态反应性鼻炎?

无变态反应依据的鼻分泌物嗜酸细胞增多,表现有高反应性鼻病症状,即可诊断本病。

(李大伟)

怎样诊断局部过敏性鼻炎？

如果患者有阵发性鼻痒、喷嚏、清涕及鼻塞等症状，检查时有鼻黏膜苍白水肿等表现，但是过敏原检查无论是皮肤点刺还是血清特异性IgE检测都为阴性，也就是找不到过敏原的情况下，是不是就一定不是过敏性鼻炎呢？不一定哦！这时候可以做进一步检查，如鼻激发试验，用特异性过敏原刺激鼻腔黏膜，观察患者反应。鼻部症状阳性，伴随鼻分泌物中SIgE，类胰蛋白酶和嗜酸细胞阳离子蛋白水平增高，可以诊断为局部过敏性鼻炎。如果仍然为阴性，则为非过敏性鼻炎。

（高　尚）

治疗篇

- ◆ 什么是鼻腔填塞?
- ◆ 什么是鼻窦负压置换疗法?
- ◆ 鼻部物理疗法有哪些?
- ◆ 慢性鼻炎治疗的总体目标是什么?
- ◆ 急性鼻炎治疗的总体目标是什么?
- ◆ ……

什么是鼻腔填塞？

鼻腔填塞常用于各种原因引起的难以自止的鼻腔出血。通过填塞物直接压迫出血部位的血管使血管闭塞而达到止血目的，分为前鼻孔填塞和后鼻孔填塞。填塞材料有棉球、油纱条、膨胀海绵、纳吸棉、气囊、水囊等。

鼻腔填塞还可起到鼻腔支撑作用，因此也用于鼻骨、鼻中隔及鼻窦手术的支撑及止血。

（刘钰莹）

什么是鼻窦负压置换疗法？

又称变压置换疗法或普罗兹疗法，是一种用吸引器具使鼻窦形成负压，吸出鼻腔、鼻窦分泌物并使药液进入鼻窦内而达到治疗目的方法。适用于额窦、筛窦、蝶窦或全组鼻窦慢性炎症的治疗，多作为药物治疗的辅助技术。尤适用于儿童慢性鼻窦炎者。需要注意的是，在急性鼻窦炎或慢性鼻窦炎急性发作期，高血压患者，鼻腔肿瘤及局部或全身有病变而易鼻出血者，不宜采用此法治疗。

（刘钰莹）

鼻部物理疗法有哪些？

鼻部物理疗法主要是控制感染、改善局部血循环、消除黏膜水肿。常用的方法如下。

（1）鼻腔冲洗：一般是选用生理盐水冲洗，这样不仅能够起到将鼻腔分泌物冲刷干净的作用，而且也有助于杀菌，能够保持鼻腔的湿润。

（2）短波或超短波治疗或红外线照射等，可促进炎症消退，改善症状，对慢性鼻炎有一定疗效。

（刘钰莹）

慢性鼻炎治疗的总体目标是什么？

慢性鼻炎的总体治疗目标是根除病因，恢复鼻腔的通气功能、温度和湿度调节功能、过滤清洁功能、嗅觉功能、发音共鸣功能及鼻黏膜的免疫防御功能等。

（李　莉）

急性鼻炎治疗的总体目标是什么？

急性鼻炎四季均可发病，但冬季更为多见。因此，急性鼻炎治疗主要是减轻症状，缩短病程，预防急性鼻窦炎、急性中耳炎、急性咽炎、急性喉炎、气管炎和支气管炎、肺炎以及经鼻泪管引起的结膜炎、泪囊炎等并发症的发生。

（李　莉）

慢性鼻炎可以治愈吗？

慢性鼻炎的致病因素从大的方面可分成3部分，全身因素、局部因素和职业及环境因素。治疗时以去除病因、缓解症状、恢复鼻腔的功能等为目标。因此，当其中有些致病因素，如贫血、糖尿病、风湿病、结核、痛风、心、肝、肾疾病和自主神经功能紊乱等引起鼻黏膜血管长期淤血或反射性充血及甲状腺功能减退、妊娠后期、绝经期、肢端肥大症等内分泌改变等自身的一些慢性疾病，很难完全消除时，就会导致慢性鼻炎久治不愈。有些患者经治疗后暂时有好转，但因受凉或感冒及长期过度疲劳导致鼻黏膜血管舒缩功能出现异常后又引起复发。有些患者患有自身免疫性疾病时，机体的免疫功能不完善，也可导致慢性鼻炎久治不愈。

（李　莉）

过敏性鼻炎可以治愈吗？

过敏性鼻炎是一个全球性常见病，全球发病率有增高趋势。其发病机制复杂，是一种单一机制无法解说的多因素多环节疾病。但患者的过敏体质与环境因素之间的相互作用是导致过敏性鼻炎发病增多的主要原因。目前的医学水平尚不能改变过敏体质为不过敏体质，对过敏性鼻炎的治疗手段还不够丰富，现有的治疗主要是避免接触变应原、药物治疗和特异性变应原免疫治疗，由于过敏原种类多，难于完全避免，因此还不能在总体上控制过敏性鼻炎的患病状况。但正确、规范的用药和必要的脱敏治疗可以较好地控制症状，这就要求患者和医生进行良好的沟通和合作，合理规范用药，在医生指导下增减药物剂量或更换治疗药物品种，从而达到治疗的持续性。

（李　莉）

过敏性鼻炎治疗的总体目标是什么？

控制发作，持续性减轻或消除症状，减少过敏性哮喘、慢性鼻窦炎等其他部位过敏性疾病的发生。

（李　莉）

如何治疗急性鼻炎？

（1）全身治疗：大量饮水，清淡饮食，疏通大便，注意休息。早期用发汗疗法可减轻症状，缩短病程。可用生姜、红糖与葱白煎水热服；应用解热镇痛药如复方阿司匹林等；中成药如速效感冒胶囊或感冒清、银翘片等。合并细菌感染或有可疑并发症时，全身应用抗菌药物治疗。

（2）局部治疗：用减充血剂喷鼻，可以减轻黏膜充血、肿胀而减轻鼻塞，改善引流，如1%麻黄碱生理盐水或0.05%羟甲唑啉，小儿用药浓度应适当降低。针刺迎香、鼻通穴或做前述穴位按摩，可减轻鼻塞。

此外，要提倡正确的擤鼻法：紧压一侧鼻翼，轻轻擤出对侧鼻腔的分泌物；或将鼻涕吸入咽部后吐出。

（李　莉）

如何治疗慢性鼻炎？

病因治疗，找出全身、局部和环境等方面的致病原因，及时治疗，包括避免刺激物、寒冷天气、某些食物和酒，经常运动、锻炼身体，改善营养状况，治疗基础疾病，提高机体抵抗力等。

鼻腔黏膜功能异常为主的鼻炎，如慢性单纯性鼻炎以药物治疗为主；以中鼻甲骨增生、泡性改变和下鼻甲肥厚、骨质增生以及钩突、筛泡等形态发育异常为主的鼻炎如慢性肥厚性鼻炎中鼻甲骨增生时，应以手术治疗为主；功能和形态异常同时存在时，可以从药物和手术治疗两个方面入手。

（李　莉）

鼻炎患者在什么情况下需要手术？

相当一部分患者认为鼻炎是不易治愈的疾病，也有相当多的医生认为是鼻炎就应该手术，这两种都是不正确的认识。患者认为鼻炎不易治愈，有些是因为自行购药滴鼻治疗，不对症治疗或者错用了强效滴鼻剂（多为血管收缩剂等）导致药物性鼻炎的出现，加大了正规治疗的难度；还有一些是患者不能坚持治疗，症状刚改善就停药了，导致反复发作。鼻炎的种类决定了其治疗方案的不同，有的适合手术治疗，有的适合药物治疗，有的仅仅是改变一下生活习惯或居住环境即可缓解。

慢性鼻–鼻窦炎有以下情况之一者可手术治疗：①影响窦口鼻道复合体或各鼻窦引流的明显解剖学异常；②影响窦口鼻道复合体或各鼻窦引流

的鼻息肉；③原则上须经过不少于12周的规范化药物治疗后，症状改善不满意；④出现颅、眶等并发症。欧洲2020年EPOS指出，手术是慢性鼻-鼻窦炎整体治疗的一部分，手术不能切除或改变鼻窦黏膜的炎症本质，持续的术腔护理和综合药物治疗才能促进鼻窦黏膜形态与功能的逐步恢复。因此建议药物治疗和手术治疗要相结合；对于已经引起并发症的患者尤其要及早进行手术。

（刘钰莹）

如何治疗过敏性鼻炎？

过敏性鼻炎的治疗主要包括药物治疗、免疫治疗、避免接触过敏原。首先是避免接触过敏原，并在此基础上进行药物治疗，对药物治疗效果不佳的患者采用特异性过敏原免疫治疗，部分患者可选择手术治疗。

1.避免接触过敏原

有效避免接触过敏原是最好的预防方法。如对花粉过敏者在花粉播散季节尽量减少外出或异地生活，对屋内尘土、尘螨、动物皮毛等过敏者，避免使用地毯等物品。戴口罩能有效减少过敏原的吸入，滤过绝大多数的吸入性过敏原。对于口罩的选择，可选用医用外科口罩、N95防护口罩等。还可以使用物理阻隔，即使用一些花粉阻隔剂，提前喷到鼻腔内部，不让花粉接触到鼻黏膜。

此外，清洗鼻子非常重要，能把过敏原冲走，减轻过敏反应；能把鼻涕冲走，缓解鼻塞。而且，把鼻腔冲洗干净，再使用鼻喷药物时会更有效。鼻腔盐水冲洗是鼻腔和鼻窦炎性疾病的辅助治疗。建议使用温生理盐水或2%高渗盐水冲洗。

2.药物治疗

过敏性鼻炎的治疗药物主要是糖皮质激素、抗组胺药、白三烯受体拮抗剂、肥大细胞稳定剂、减充血剂等。药物治疗在过敏性鼻炎的治疗中占有重要地位。鼻用糖皮质激素和抗组胺药是目前治疗过敏性鼻炎的一线药物。对轻度间歇性过敏性鼻炎患者，可考虑应用鼻用或口服抗组胺药、鼻用减充血剂。对中重度间歇性过敏性鼻炎患者，除了鼻用或口服抗组胺外，可联合应用鼻用减充血剂，或鼻用糖皮质激素治疗。对轻度持续性过敏性鼻炎患者，首选鼻用糖皮质激素，可考虑应用口服或鼻用抗组胺药，或鼻用减充血剂。对中重度持续性过敏性鼻炎患者，首先考虑鼻用糖皮质激素，疗效不佳时考虑增加剂量，口服抗组胺药和减充血剂。不提倡应用地塞米松的滴鼻剂，也不提倡使用糖皮质激素长效制剂行鼻内或肌内注射。

（1）鼻用糖皮质激素：是目前治疗变应性鼻炎最有效的药物之一。对缓解鼻塞、流涕、鼻痒、喷嚏均有明显治疗效果。通常2周后达最佳疗效。对于轻度和中-重度过敏性鼻炎的治疗，治疗疗程不少于2周，对于中-重度持续性过敏性鼻炎，疗程为4周以上或长期。常用的鼻用糖皮质激素有丙酸倍氯米松、布地奈德、丙酸氟替卡松和糠酸莫米松等，其临床疗效和安全性已得到充分验证。

（2）抗组胺药物：可控制鼻痒、喷嚏和流涕等症状。但对鼻塞作用有限。首选第二代抗组胺药物。疗程不少于2周。较常用口服药抗组胺药物为氯雷他定、西替利嗪、地洛他定（地氯雷他定），依巴斯汀等。鼻用抗组胺药疗效一般略好于口服剂型，主要有盐酸左卡巴斯汀鼻喷雾剂、盐酸氮卓斯汀鼻喷雾剂等。

（3）白三烯受体拮抗剂：适用于鼻塞较重或合并哮喘者。代表性的药物是孟鲁司特钠。

（4）肥大细胞稳定剂：如色甘酸钠、尼多酸钠、曲尼司特钾和四唑色酮等。该类药物是过敏性鼻炎二线用药。

（5）减充血剂：可导致药物性鼻炎，连续使用不应超过1周，小儿不宜超过3天。代表药物：盐酸羟甲唑啉喷雾剂、盐酸赛洛唑啉鼻用喷雾剂、盐酸萘甲唑啉滴鼻液等。

（6）抗胆碱药：该类药物是过敏性鼻炎二线用药。用于治疗鼻溢严重的患者，0.03%异丙托溴铵喷鼻剂可明显减少鼻黏膜分泌。

3.免疫治疗

免疫治疗，即脱敏或减敏治疗，尤其适用于对药物治疗效果不理想者、药物治疗引起较严重的不良反应、不愿意接受持续或长期药物治疗者。应选用标准化的变应原疫苗或浸液进行特异性免疫治疗，其目的是提高机体对致敏物的耐受能力，使临床症状减轻。总疗程3年左右。但患者过敏原一定明确、最好是单一的。目前国内供临床使用的标准化过敏原疫苗只有尘螨制剂。国内尚无针对花粉及其他过敏原的标准化疫苗。因此脱敏治疗受到限制。

（刘钰莹）

过敏性鼻炎的治疗原则是什么？

治疗原则包括环境控制、药物治疗、免疫治疗和健康教育。通过尽量避免过敏原暴露，合理使用抗组胺药和糖皮质激素等药物，有条件的患者可应用特异性免疫疗法以控制症状。

（刘钰莹）

过敏性鼻炎的治疗为什么首选鼻内糖皮质激素？

过敏性鼻炎（即变应性鼻炎）是体外环境因素作用于机体导致异常免疫反应，造成Th1和Th2免疫反应失衡而引发的，以鼻腔黏膜Th2免疫反应为主的变应性炎症反应。选择适当的临床治疗方式，努力恢复Th1免疫反应和Th2免疫反应的平衡状态，是变应性鼻炎治疗的核心目的。糖皮质激素是肾上腺皮质束状带分泌的一类激素，受垂体前叶促肾上腺皮质激素（ACTH）的反馈调节，而达到内环境的平衡。其基本药理作用为：

（1）抗炎作用　糖皮质激素类药物对细菌、机械、化学、生物及免疫等因素导致的炎症反应有明显的抑制作用，可提高机体对炎症的耐受性，降低炎症反应。

（2）免疫抑制和抗过敏作用　糖皮质激素不仅能解除充血、水肿、渗出、平滑肌痉挛及循环障碍等过敏症状，还可调节导致过敏反应的许多环节。

（3）抗毒作用　能缓和机体对各种内毒素的反应，减轻细胞的损伤，缓解毒血症对机体的毒害，起到保护机体的作用。糖皮质激素对参与炎性反应的多种细胞的功能可产生直接的抑制作用，可有效地减少鼻黏膜中抗原呈递细胞、肥大细胞、嗜碱性粒细胞和嗜酸性粒细胞等炎性细胞的数量，从而下调炎性反应水平。

在降低组织中炎性细胞浸润水平的同时，鼻部局部应用糖皮质激素还可对鼻腔组织中嗜酸性粒细胞的活化程度产生影响。另外，多项体外试验表明，其还可诱导嗜酸性粒细胞凋亡。

（李大伟）

什么是脱敏治疗？

脱敏疗法又称减敏治疗或称特异性免疫治疗方法，是将不能避免的并经皮肤试验或其他方法证实或怀疑的主要抗原性物质，制成一定浓度的浸出液，以逐渐递增剂量及浓度的方法进行注射，通过反复给患者注射特异性抗原，促使体内产生相应的抗体。这类抗体属于IgG型，当这些特异性抗体在体液中产生之后，如再度接受外来特异性过敏原时，此类抗体首先与之结合，与体内原有的IgE抗体竞争，从而产生免疫反应而不产生过敏反应。血清IgE在连续脱敏治疗以后逐渐下降，到过敏反应阈值以下时，即能防止过敏反应发生，因而达到脱敏目的。脱敏疗法最适用于吸入过敏原引起的哮喘，因为吸入性过敏原到处飘散，难以避免，故采用脱敏疗法是一种预防哮喘复发的重要措施。

（李晓艳）

"特异性免疫治疗"就是我们常说的"脱敏治疗"吗？

同一家庭环境，不过敏的人，免疫系统一般具有一定的耐受能力；而容易过敏的人，由于某种原因，如遗传因素、环境因素导致他的这种耐受能力减低或丧失，多发生在儿童和青少年。"特异性免疫治疗"，就是我们常说的"脱敏治疗"，也叫"过敏原特异性免疫治疗"，是帮助患者重新建立免疫耐受能力的一种疗法。比如螨虫过敏，医生用螨虫过敏原提取物，通过皮下注射或者舌下含服的方法给患者用药，从低浓度慢慢累加，达到一定浓度，患者就会对相应过敏原产生耐受，这样他回到自然界，对自然界中的螨虫过敏原就不容易产生过敏症状，就耐受了。一旦重新建立起了耐受能力，对曾经过敏的物质就不会再敏感了，这个就是特异性免疫治疗的原理。

（张天振）

小孩也可以做脱敏治疗吗？

脱敏治疗分多种途径来给药，目前临床常用的给药途径是皮下注射（打针脱敏治疗），也可以舌下含服。皮下注射在1911年第一次正式用于临床，到现在已使用100多年，是一种相对成熟的疗法，适合5岁以上的儿童。5岁也是国际公认脱敏治疗的起始年龄。如果孩子能配合，4岁以上孩子可以接受舌下含服治疗。但家长应注意4岁左右孩子不一定能听话含服两三分钟，他有可能直接吞下去的。

对于脱敏治疗，医护人员会预防一些不良反应（过敏反应），并有相应的预案，但总体来说，它是很安全的。只要流程规范，用的疫苗符合标准，整个操作符合要求，重视观察，重视和家长之间的沟通，重视对孩子的全面评估，脱敏治疗的安全性是有保证的。

（张天振）

脱敏治疗能够给过敏性鼻炎患者带来哪些好处呢？

脱敏治疗不仅有治疗效应，还有预防效应。有关研究已经证明，如果患者从小就开始脱敏治疗，那么他将来发生哮喘的可能性会大大降低。另外，有的小孩一开始只对环境中的一两种过敏原过敏，但如果这时候不进行相应治疗，听之任之，等到了青春期，或者成年人阶段，可能发展为对多种过敏原过敏，所以及时适当的脱敏治疗是必要的。通过早期的脱敏治疗，一半到2/3的儿童，可以避免由单一过敏发展为混合过敏。

脱敏治疗的疗程需要进行3~5年，3个月到半年就可以看到比较好的疗效。停药以后，疗效可以维持相当长的一段时间，文献报道其疗效可以维持长达10年以上，但存在个体差异。所以综合起来看，治疗效果加上预防效应是脱敏治疗的特色，是其他的一些治疗方法所没有的。

（张天振）

对包含尘螨在内的多重过敏原过敏的患者可以接受尘螨脱敏吗？

目前学术上有两种主流观点，一种认为到了青春期、成年期以后，多重过敏已经发生了，这个时候进行脱敏治疗，应该要用几种过敏原进行混合脱敏。比如兼有尘螨过敏和花粉过敏，那就必须尘螨和花粉同时脱敏。这是一种观点，叫做混合脱敏治疗。但是也有观点认为，应抓住主要矛盾，针对当下导致症状的主要过敏原进行脱敏治疗。比如说患者当前的症状主要由螨虫过敏引起的，其他过敏原虽然检测出阳性，但是并非主要过敏原，临床症状可能跟它有关系，但是没有那么明显，这时候可采取针对主要过敏原螨虫进行脱敏治疗。两种观点都有一定的合理性，可根据患者情况和就诊医院的医疗条件选用一种。比如绝大多数医院只有尘螨标准化的过敏原疫苗，可针对尘螨过敏进行治疗；像北京的医院可能会有花粉、宠物皮毛、蟑螂这些过敏原制剂，那么可以考虑混合脱敏，两种方法因地制宜都可以采用。

（张天振）

脱敏治疗成功的关键因素有哪些，有效率能达到什么水平？

脱敏治疗成功的关键是诊断准确、规范治疗和贵在坚持。总体来说，治疗一年的有效率在2/3以上，治疗两年的有效率基本上能达到90%，治疗3年，有效率会达到95%，治疗效果还是比较满意的，但也存在没有效果的，约在5%以下，属于小概率事件。

没有效果也要分成两种情况：一种确实是效果不好，还有一种是患者的期望值很高，没有达到期望值，他就会认为无效。脱敏治疗是需要一定毅力的，治疗周期长达2~3年，患者有没有严格按照治疗方案执行会影响治疗的效果。治疗是否规范、诊断是否准确也至关重要，是否是真正意义上的过敏性鼻炎，是否合并有非过敏因素，另外存在着个体差异，每个人的免疫功能和机体调节能力也不同，也会影响脱敏治疗的疗效。

（张天振）

遇到突发情况，脱敏治疗中断，如何权衡利弊？

遇到突发情况，脱敏治疗中断，我们可以根据这个疫苗的使用说明书来进行剂量的调整，因为说明书上有一些明确的规定，比如说这针拖掉了，那么我们下一针可以适当地减量。如果拖得时间长，比如患者停了3个月以上，则需要从头开始脱敏治疗。不管是剂量减量、维持，慢慢再提升，还是重新开始注射，到最后总体的疗效不会受太大影响，只是付出更多的时间成本。

脱敏治疗，是目前针对过敏性疾病尤其是呼吸道过敏性疾病唯一的对因治疗方法。针对过敏原过敏这个环节，脱敏疗法具有独特的疗效，是其他治疗方法所不能比拟的，值得推荐。

（张天振）

控制过敏性鼻炎的计划有哪些？

尽管过敏性鼻炎尚不能根治，但通过有效的管理治疗，通常可以实现控制。

成功的管理目标是：①达到并维持症状的控制；②维持正常的日常生活和学习，包括运动能力；③减少并发症；④预防过敏性鼻炎急性加重；⑤避免药物治疗导致的不良反应。

建立医患之间的合作关系是实现有效的过敏性鼻炎管理的首要措施。其目的是指导患者自我管理，对治疗目标达成共识，制定个体化的书面管理计划，包括自我监测，对治疗方案和过敏性鼻炎控制水平周期性评估，在症状变化的情况下，针对控制水平及时调整治疗以达到并维持过敏性鼻炎控制。其中对患者进行过敏性鼻炎教育是最基本的环节。

患者教育必须成为医患之间所有互助关系中的组成部分。目标是增加理解、增强技能、增加满意度、增强自信心、增加依从性和自我管理能力，增进健康，减少卫生保健资源使用。

（李大伟）

控螨措施有哪些？

（1）居室通风。螨虫最喜欢的温度是25℃±2℃、相对湿度介于65%~80%。因此每天通风，保持室内干燥是预防螨虫的有效武器。

（2）高温清洗，暴晒床上用品。用55℃以上热水浸泡洗涤。在阳光下晒干或使用烘干器烘干。定期暴晒，建议不少于2小时。晾晒时建议多拍打，以便除掉螨的尸体以及代谢物。

（3）床上用品最好使用防螨材料，每天起床叠被子。

（4）经常清除床铺、沙发角、墙角的积尘。

（5）用除螨吸尘器清洁居室（包括软家具、床上用品等）。

（6）尽量不使用地毯，不玩毛绒玩具，空调防尘罩定期清洁。

（刘钰莹）

普通吸尘器能除螨吗？

吸尘器都能除螨——这是一个误区。吸尘器的确是可以将物体表面的螨虫吸走的，但是，对于普通吸尘器而言，螨虫被吸进去后，最终又还是会从吸尘器里面被喷出来，重新回到空间中的。为什么会这样呢？原因就在于螨虫实在是太小了，最大的也不会超过0.5mm，普通吸尘器的过滤网根本就无法将它们过滤掉，如此一来，螨虫便又钻过过滤网，重新回到空气中。

想依靠吸尘器来除螨，必须使用含有HEPA级别过滤网的吸尘器。达到HEPA标准的过滤网，对于0.1微米和0.3微米的过滤率达到99.7%，基本可以完全地过滤掉螨虫及其尸体和排泄物，有效防止螨虫过敏原的逃逸。

（刘钰莹）

患者对过敏性鼻炎存在哪些误区？

误区一：用药不正规，不少患者有症状时才用药，或者没有按医生开的剂量和疗程去治疗，只要症状减轻，马上就停药，这样肯定会导致复发，久而久之，病情变得复杂，对某些药的敏感性也会有减弱的现象。

误区二：滥用药物，不少患者操之过急，希望短期能将它根治，一下子用很多药，甚至很多药是不应该用的。比如，有的患者认为鼻炎不就是炎症吗？炎症就需要消炎，就需要用抗生素，所以很多人在前期的治疗过程中滥用抗生素，这种现象需要患者们重视，尤其是儿童滥用抗生素的现象还是比较普遍的。

误区三：不想长期坚持治疗，想短期之内，达到根治的状态。过敏性疾病和环境中间的过敏原相关，而环境中间的过敏原是很难避免的，再加上鼻腔永远处在呼吸状态，而且像我们常见的枕头里的螨虫晚上容易刺激鼻腔，所以说要根治还是比较困难的。目前认为，药物治疗只能缓解症状，有希望根治的需要进行"脱敏治疗"，也就是"特异性免疫治疗"。

（张天振）

射频治疗慢性鼻炎是怎么回事？

低温等离子射频技术是一种微创疗法，其治疗慢性鼻炎的基本原理是低温消融，即利用低温等离子射频的能量，以40~70℃左右的温度来进行组织的消融、切除，对周围组织损伤较小，因而能减轻患者的痛苦和缩短康复的周期。鼻射频治疗主要用于下鼻甲成形、鼻息肉切除、鼻腔鼻窦肿物切除、鼻出血止血、腭管神经切断、鼻后神经切断等鼻科手术。

（刘钰莹）

神经阻断术能治疗过敏性鼻炎吗？

副交感神经切断术通过降低鼻黏膜高反应性来治疗过敏性鼻炎，使鼻腔功能恢复，鼻塞、打喷嚏等症状消失。主要用于经规范化药物治疗和/或免疫治疗，鼻塞和流涕等症状无明显改善，有明显体征，影响生活质量者。多在鼻内镜下经鼻腔径路完成。主要包括翼管神经切断术和鼻后神经切断术，均具有明显的临床疗效。

（刘钰莹）

慢性鼻炎如何用药？

慢性鼻炎治疗药物主要包括抗组胺类药物、大环内酯类药物、抗胆碱能受体药物和减充血剂。

1.糖皮质激素类药物

通过应用鼻用的糖皮质激素类药物，能够有效缓解患者的喷嚏、鼻塞及流鼻涕等症状，并且对于其他治疗药物应用后无反应，以及无法耐受鼻用药物的患者来说，也可通过服用糖皮质激素类药物来开展短期治疗。临床常用的鼻用糖皮质激素有丙酸倍氯米松、布地奈德、丙酸氟替卡松和糠酸莫米松等。局部糖皮质激素不仅具有对血管的收缩和减充血作用，同时还具有稳定血管内皮屏障和降低血管通透性、减轻黏膜水肿的作用。

2.大环内酯类药物

大环内酯类药物主要应用于常规药物治疗效果不佳、无嗜酸性粒细胞增多、血清总IgE水平不高，且变应原检测阴性的患者。临床推荐小剂量14元环大环内酯类药物长期口服，疗程不少于12周。

3.抗组胺类药物

应用抗组胺类药物对于过敏性鼻炎患者的鼻痒、流清涕和打喷嚏等症状具有良好的治疗效果，然而对于鼻塞症状并无明显疗效。现阶段的抗组胺类药物已发展至第二代，主要有西替利嗪、氯雷他定、地氯雷他定、依巴斯汀等。

4.减充血剂

减充血剂又被称作为缩血管剂，通常应用于患者的治疗且不作为口服给药。目前比较常用的药物包括麻黄素滴鼻剂、盐酸羟甲唑啉喷剂、盐酸赛洛唑啉喷鼻液等。应用中需特别注意，此类药物停用后有可能发生反跳现象，同时长期应用可能形成依赖性，药物不良反应率相对较高，且已不作为对过敏性鼻炎患者进行治疗的常规用药。

（刘钰莹）

治疗慢性鼻炎的药物有什么不良反应？

目前药物治疗包括使用鼻用减充血剂、鼻用糖皮质激素或抗胆碱能受体制剂。

（1）鼻用减充血剂　如盐酸羟甲唑啉喷雾剂、盐酸赛洛唑啉鼻用喷雾剂、盐酸萘甲唑啉滴鼻液等等，可对鼻甲中的容量血管产生收缩作用，通过减少鼻黏膜中的血流而缓解鼻塞症状，且仅对缓解鼻塞有效。这种药物作用时间较短，短时间内反复使用，会使血管反应性降低而降低疗效，随后的反弹性血管扩张则进一步加强血管充血和血管渗透性增加，加重组织间隙水肿。此类药物停用后有可能发生反跳现象，同时长期应用可形成依赖性。不良反应有鼻腔干燥、烧灼感和针刺感。故鼻用减充血剂用药方式为每天2次，不宜连续使用7天以上，小儿不宜超过3天。有冠心病、高血压病、甲状腺功能亢进、充血性青光眼、萎缩性鼻炎和糖尿病等重器质性和代谢性疾病的患者慎用。孕妇和2岁以内儿童禁用。

（2）糖皮质激素　长期应用可对下丘脑–垂体–肾上腺轴功能产生抑制作用，出现全身疲乏和厌食、恶心和腹泻、关节肌肉酸痛等，并能影响儿童生长发育。超量、长期或多部位应用糖皮质激素，还能引起继发性骨质疏松并诱发骨折。因而很多人对激素恐惧，认为激素危害大，而拒绝使用鼻用糖皮质激素，但鼻用糖皮质激素生物利用度高，全身吸收率小，体内含量极低，对下丘脑垂体肾上腺轴基本无抑制。鼻用糖皮质激素的副作用有鼻黏膜不适，干燥或刺痛感，个别使用后有鼻涕带血表现，注意喷鼻朝向鼻腔外侧、勿超量用药，暂时性停药即可避免或消除。

（3）抗胆碱能受体制剂　如异丙托溴铵，主要用于减轻流涕症状，主要副作用是引起鼻干涩和鼻出血，用量不可太大，不可过于频繁，特别是对于儿童患者。

（刘钰莹）

儿童过敏性鼻炎的治疗有什么特点？

长期药物治疗可能对儿童产生不良反应，因此必须考虑合理选择药物。可选用的药物包括：①鼻用糖皮质激素：尽量降低剂量，疗程在2~6周内；

②口服第二代抗组胺药：应用时有年龄低限；③鼻用抗组胺药物：6岁以上可用，无明显不良反应；④鼻用减充血剂：可明显缓解鼻塞，应间断短程应用，1个疗程要小于5天；⑤生理盐水：滴鼻、喷鼻或冲洗，可能起到辅助治疗作用。应避免使用的药物包括：口服糖皮质激素；糖皮质激素缓释剂型；口服减充血剂。

鼻用糖皮质激素是治疗儿童过敏性鼻炎最有效的药物，常规应用鼻用糖皮质激素对儿童内分泌系统的影响不显著，但在鼻用、吸入和口服剂型联合应用时，应考虑药物的累加作用，常规监测儿童的身高。临床常用鼻用糖皮质激素的年龄低限分别为：丙酸倍氯米松6岁、布地奈德6岁、丙酸氟替卡松4岁和糠酸莫米松3岁。由于鼻用糖皮质激素还有一定的不良反应，可选择口服第二代抗组胺药。对病史较短的儿童患者，可以应用色酮类药物。

（李晓艳）

孕妇过敏性鼻炎的治疗有什么特点？

药物可能通过胎盘导致胎儿发育畸形，因此应充分考虑药物可能对孕妇及胎儿造成的影响。孕期内不应开始特异性变应原脱敏治疗，正在进行脱敏治疗的孕妇，如无全身反应，可继续应用维持剂量但不要增加剂量。可选择的药物有：①肥大细胞稳定剂：如色甘酸钠或生理盐水，是治疗孕期过敏性鼻炎的首选；②口服抗组胺药：可考虑选用氯苯那敏和曲吡那敏，如患者不能耐受，可选用西替利嗪和氯雷他定，但均应避免在孕期前3个月应用；③鼻用糖皮质激素：只有布地奈德被认为相对安全，目前没有证据表明鼻用糖皮质激素可导致胎儿畸形，因此，仍可作为治疗过敏性鼻炎的一线用药，但应降低剂量。全身糖皮质激素应仅限于抢救治疗或其他药物无效的最后选择；不推荐使用口服和鼻用减充血剂。

（李晓艳）

慢性鼻炎合并鼻中隔偏曲的治疗有什么特点？

鼻中隔偏曲为先天或后天的结构异常，很多被诊断为慢性鼻炎的患者常常是由于鼻中隔偏曲，长期妨碍偏曲侧鼻腔的通气引流引起。因此鼻中隔偏曲矫正手术是治疗此类慢性鼻炎的有效选择。鼻中隔偏曲还可以引起非偏曲侧下鼻甲和（或）中鼻甲不可逆转性代偿性肥大，不仅有黏膜的肥厚，而且伴随有骨质的增生并向内侧移位。鼻中隔矫正手术改善了鼻中隔偏曲侧的通气状况，术后矫正的鼻中隔靠向肥大鼻甲侧，则可能加重下鼻甲代偿侧（鼻中隔非偏曲侧）的鼻腔阻力。因此，在鼻中隔矫正时可同时对肥大的下鼻甲进行手术治疗。

（李晓艳）

如何治疗鼻-鼻窦炎？

鼻-鼻窦炎确诊后即应开始药物治疗。最常用的抗生素包括阿莫西林-克拉维酸钾。用药时间以能阻止鼻-鼻窦炎复发和不增加细菌对抗生素的耐药性为原则，一般急性鼻-鼻窦炎为10~14天，慢性鼻-鼻窦炎应在症状消失后再用药7天，约为3周或更长时间。大环内酯类抗生素如红霉素、罗红霉素、阿奇霉素、克拉霉素等对慢性鼻-鼻窦炎有良好的治疗效果。急性鼻-鼻窦炎可同时应用抗生素和鼻部糖皮质激素，治疗开始的3~5天鼻塞明显时可应用减充血剂。口服桃金娘油可促进鼻窦内分泌物的稀化和排出，有利于达到良好的治疗效果。如果同时有过敏性鼻炎等情况时可考虑应用左西替利嗪、地氯雷他定等有抗炎作用的抗组胺药。当鼻腔内解剖结构异常，显著影响鼻窦引流、病变组织出现不可逆性改变或鼻窦内的细菌生物膜和真菌需清除时，则要求外科手术治疗。

（李晓艳）

真菌性鼻-鼻窦炎如何治疗？

首选手术治疗，配合抗真菌等药物治疗和其他治疗。

手术治疗对于非侵袭型真菌性鼻-鼻窦炎行窦内病变清除术，建立鼻窦宽敞的通气和引流，保留鼻窦黏膜和骨壁。侵袭型真菌性鼻-鼻窦炎则应行鼻窦清创术，除彻底清除鼻腔和鼻窦内病变组织外，并根据病变范围广泛切除受累的鼻窦黏膜和骨壁。手术方式可根据病变范围选择传统术式或鼻内窥镜手术。目前主要以鼻内窥镜手术为主。

不是所有的真菌性鼻-鼻窦炎都需要抗真菌治疗。真菌球术后不需配合抗真菌药物治疗。变应性真菌性鼻-鼻窦炎术后术腔内抗真菌药物冲洗的意义不确切，必须用泼尼松等糖皮质激素控制病情，可采用口服或局部鼻喷剂。侵袭性术后常规应用抗真菌药灌洗术腔。还可以给予间断性吸氧，在治疗期间停用抗生素和免疫抑制剂，改善全身状况。

（李晓艳）

常用的抗真菌药物有哪些？

较常用的是伊曲康唑和两性霉素B，其他如克霉唑、制霉菌素等。伊曲康唑对曲霉菌敏感，不良反应小。两性霉素B为广谱抗真菌药，能有效杀灭多种真菌，能良好控制急性侵袭型真菌性鼻-鼻窦炎，但是不良反应较大。

（李晓艳）

如何治疗儿童鼻窦炎？

儿童鼻窦炎的治疗提倡阶梯性治疗方案，可分为三个阶段：首先给予系统药物治疗，包括抗生素和局部类固醇激素及促进黏液排出药物，药物剂量和使用时间要足够。抗生素首选第二代及第三代头孢类药物和阿莫西林加克拉维酸，应持续应用4周以上，局部类固醇激素至少2个月以上。鼻阻塞严重者，可适当间断使用低浓度鼻黏膜血管收缩剂，如0.5%麻黄素。对于明确有过敏原因者可考虑并给予抗过敏反应治疗；其次，解除鼻阻塞和病原菌隐蔽场所。系统药物治疗无效时，可考虑辅助性手术，如腺样体切除术。腺样体切除配合药物对治疗儿童慢性鼻窦炎有效，可避免鼻内镜手术；当上述方法效果不佳，鼻息肉阻塞影响鼻腔通气、鼻腔鼻窦解剖结构明显异常时，可采用经鼻内镜功能性鼻窦微创手术。手术适应证应严格掌握，必须是经过规范和系统的药物治疗或前期处理仍旧无效者，方可考虑手术治疗。

（李晓艳）

鼻腔干燥应如何治疗？

鼻腔干燥是干燥性鼻炎和萎缩性鼻炎的症状之一。干燥性鼻炎一般认为由长期受外界的物理或化学刺激所致，如粉尘、吸入空气过热、过干等，表现为鼻黏膜干燥、分泌物减少，但鼻黏膜和鼻甲无萎缩表现。患者多为中青年。萎缩性鼻炎由内分泌功能紊乱或自身性免疫疾病等原发病引起，也可继发于慢性鼻-鼻窦炎，鼻腔特异性感染等，表现为鼻腔黏膜的黏液腺萎缩，分泌减少，鼻腔失去了对干燥空气的润湿作用。确诊后按照这两种鼻炎的治疗方法进行治疗。可使用生理盐水、高渗性盐水或生理性海水喷雾，还可以行鼻腔冲洗；滴用复方薄荷油、植物油、鱼肝油、石蜡油等；口服维生素A、维生素B_2等缓解干燥症状。

（刘钰莹）

萎缩性鼻炎应如何治疗？

鼻腔盐水冲洗，去除痂皮及臭味，清洁鼻腔，可刺激鼻黏膜增生。

鼻内用药：复方薄荷滴鼻剂、植物油、鱼肝油、石蜡油等滴鼻，可软化干痂，便于清除痂皮，润泽黏膜，改善鼻干症状。局部应用链霉素、庆大霉素，可改善症状，抑制臭鼻杆菌生长，使鼻腔内的继发感染得到控制。雌激素局部喷雾或软膏涂抹，可使鼻黏膜血管扩张、充血。金霉素或红霉素软膏涂鼻，可保护鼻腔黏膜抑制细菌生长。表皮生长因子喷雾剂，可促进鼻腔黏膜上皮生长。

手术治疗：包括鼻腔外侧壁内移固定，前鼻孔部分或完全闭合术，鼻腔缩窄术。目的是缩小鼻腔，减少鼻腔通气量，减少水分蒸发，减轻鼻腔干燥和结痂。

全身治疗：加强营养，补充维生素、铁、锌等微量元素。

（刘钰莹）

鼻炎患者在什么情况下需要手术治疗？

对于鼻炎来患者说，手术方法应选择准确，否则会造成更大的痛苦。对于慢性肥厚性鼻炎来说，因下鼻甲黏膜不能收缩，严重影响患者呼吸，可作下鼻甲黏膜部分切除术，去除的黏膜原则上不应超过下鼻甲黏膜骨膜下切除术。萎缩性鼻炎如果久治无效，且鼻部症状较重者，可行鼻腔外侧壁内移术，鼻腔黏膜骨膜下埋藏充填术。对于慢性鼻炎或过敏鼻炎长期不愈，鼻黏膜长期水肿而形成的鼻息肉，可行鼻息肉切除术。大多数鼻炎伴有鼻窦炎，近年都采用内窥镜手术治疗，称为功能性内窥镜鼻窦手术，简称FESS，该手术方式痛苦小、创伤小、并发症轻、复发率低，以改善鼻窦通气引流为目的，是一种微创手术。慢性单纯性鼻炎不应采取手术疗法。

（李晓艳）

治疗鼻炎一定要用消炎药吗？

鼻炎是一种炎症，那么它的治疗就一定是用消炎药，这种想法是错误的。鼻炎包括急性鼻炎、慢性单纯性鼻炎、慢性肥厚性鼻炎、干燥性鼻炎、萎缩性鼻炎、过敏性鼻炎。它们的病因是不同的，当然，都采用消炎药治疗是行不通的。急性鼻炎是一种病毒感染性疾病，在没有继发细菌感染时，是不采用消炎药治疗的。慢性鼻炎的发病与微生物感染有一定关系，但细菌不是发病的唯一和关键因素，治疗以抗炎为主，抗感染治疗应严格掌握适应证。慢性单纯性鼻炎和慢性肥厚性鼻炎是以鼻黏膜内血管扩张、炎性细胞浸润、组织增生、肥厚为特征，使用消炎药物是不会奏效的。干燥性鼻炎和萎缩性鼻炎的病因迄今尚不十分清楚，其病理表现以黏膜干燥，萎缩为主，用消炎药治疗并不能改善病情，当然也有一些患者是由细菌感染引起的，或患病其间继发了细菌感染，这时用些消炎药则可减轻症状。过敏性鼻炎是一种变态反应性疾病，当然也不需要抗炎治疗，若合并鼻窦炎，用消炎药则是必要的。

（李晓艳）

嗅觉减退应如何治疗？

嗅觉减退或丧失可由多种原因引起，鼻炎只是其一。鼻腔顶部的嗅觉上皮发炎、肿胀，使嗅觉颗粒不能与嗅上皮有效接触，这种情况多随着鼻腔炎症的消退很快改善。病毒也可直接损害鼻顶部的嗅觉上皮，此时，即使鼻腔畅通，也不能感受到不同的气味，这种情况常常恢复困难，治疗仍然是棘手的问题。糖皮质激素是目前治疗嗅觉减退的主要药物。对于慢性鼻-鼻窦炎伴发的嗅觉障碍，口服和超声雾化糖皮质激素的效果相当，但均优于鼻喷激素；全身应用糖皮质激素获得疗效后，再通过鼻喷激素局部给药能较好维持疗效；全身糖皮质激素（甚至冲击治疗）对局部糖皮质激素无效的慢性鼻窦炎失嗅者，可改善嗅觉；浸泡有激素的明胶海绵放置于嗅裂，可显著改善慢性鼻窦炎术后的嗅觉；对于慢性鼻窦炎引起的嗅觉功能障碍患者，强烈推荐口服和局部使用糖皮质激素（日本指南）。并可以配合使用银杏叶、甲钴胺等来巩固糖皮质激素的效果。同时应辅以嗅觉训练以助于嗅觉恢复。

（刘钰莹）

如何治疗血管运动性鼻炎？

由于本病诱发因素多，发病机制错综复杂，治疗中应采取综合措施。

1.避免或去除诱发因素

改善工作条件和环境，掌握生活节奏，稳定情绪，不要过度疲劳与紧张。对患者实施必要的心理治疗或暗示性语言，有时也会收到明显效果。由内分泌因素引起者，应视情况请内分泌科医师协助治疗。

2.药物治疗

应视病情变化，适时选择药物。

（1）鼻减充血剂：对以鼻塞为主要症状者可选用，但在应用时要注意药物性鼻炎的发生。可采取间断性或交替性给药。三磷酸腺苷钠（ATP）每次40mg，3次/日，对缓解鼻塞有显著疗效。最近有人证实ATP可能为另一种拟交感药。

（2）抗组胺药：有不少非免疫性因素可引起肥大细胞释放组胺，故抗组胺药对不少病例仍有较好疗效，对鼻痒和喷嚏症状明显者，可首先选用。

（3）抗胆碱药：适用于以鼻溢为主要症状的患者。溴化异丙托品气雾剂，每鼻孔80μg，4次/日，可有效地控制鼻溢。

（4）肾上腺皮质激素：能在细胞内外各水平上发挥非特异性抗炎作用，故对一些喷嚏症状明显、水样鼻涕较多且鼻黏膜水肿明显的血管运动性鼻炎病例，有显著疗效。

3.外科治疗

出现下列情形之一者，可考虑外科治疗。

（1）经保守治疗1年以上症状不能控制且有加重趋势。

（2）鼻内结构解剖畸形明显，影响通气或鼻窦引流；解剖畸形的矫正能加重血管运动性鼻炎症状的鼻内结构畸形主要是鼻中隔偏曲，重者常与鼻甲接触甚至抵压之。这样长久形成的刺激不仅可加重局部炎症反应，而且常常引起头痛。鼻内孔狭小也是一种常见的解剖畸形，主要引起鼻塞。

鼻内孔狭小常由鼻外侧软骨下塌引起。由鼻内解剖畸形引起的鼻部症状，有人称之为结构性鼻炎。上述畸形早期矫正可明显减轻症状，甚至可以治愈。

（3）出现不可逆病变组织，如鼻黏膜增殖性改变或较大息肉。不可逆变组织的切除明显引起鼻塞的增生肥厚鼻甲，鼻黏膜长期水肿形成的鼻息肉，均应及时切除。

（4）降低鼻内神经兴奋性。切断副交感神经纤维对鼻腔的支配，以降低其兴奋性。这类手术有：①岩浅大神经切断术：Ziegelman（1934）首次倡导用该手术治疗血管运动性鼻炎。②翼管神经切断术：翼管神经内含进入鼻腔的副交感神经纤维。③筛前神经切断术：筛前神经为三叉神经眼支的终末分支，其中含有来自睫状神经节的副交感纤维，随筛前神经分布于鼻腔前部。鼻腔前部又是鼻浆液腺分布的高密度区。据此卜国铉（1989）提出同时切断筛前神经和翼管神经可更好地控制血管运动性鼻炎症状。

（李大伟）

如何治疗过强反射性鼻炎？

鼻内局部应用肾上腺皮质激素和抗组胺药，是治疗本病首选措施，如症状发作频繁，可考虑筛前神经切断术。

（李大伟）

嗜酸细胞增多性非变态反应性鼻炎如何治疗？

以鼻内局部应用糖皮质激素制剂为主。丙酸倍氯米松气雾剂和醋酸曲安奈德滴鼻剂均可应用。

（李大伟）

什么是鼻内窥镜手术，原理是什么，与传统手术有何不同？

鼻内窥镜手术是指借助鼻内窥镜和其他特殊的配套手术器械经鼻内进行鼻腔鼻窦、鼻颅底和鼻眼区域手术的外科技术。基本原理为：在彻底切除不可逆病变的基础上，以重建鼻腔、鼻窦通气和引流作为改善和恢复鼻腔、鼻窦黏膜形态和生理功能的基本条件为目的来治愈鼻窦炎、鼻息肉，并依靠鼻腔、鼻窦自身生理功能的恢复抵御外界致病因子的侵袭来防止病变的复发。鼻内窥镜手术在良好的照明下，光线经鼻内镜各个角度的折射，可将鼻窦各部位及其邻近结构清楚地显示在视野中。再利用特殊的配套手术器械准确地切除鼻窦周围和窦内病变，尤其是隐蔽部位的病变以及进行鼻咽、鼻颅底和鼻眼相关部位的手术。鼻内窥镜手术较之传统的手术方式具有视角宽阔、视野清晰、操作精细、手术程序简化及创伤小和免除颅鼻面部切开等优点。

（李大伟）

鼻息肉手术的适应证和禁忌证是什么？

适应证：凡有鼻息肉存在，无论单发与多发均应予以摘除。

禁忌证：心功能代偿不良、高血压、血液疾病、有出血性疾患、急性上呼吸道感染和传染病病、月经期，均应暂缓手术。

（李大伟）

鼻部疾病常用药物有哪些？

鼻部疾病常用药主要包括滴鼻剂、鼻喷雾剂、口服药等，部分药物介绍见表3。

表3　鼻部疾病用药常用品种

药物名称		使用说明
呋喃西林麻黄碱滴鼻剂	适应证	急性鼻炎、慢性单纯性鼻炎、急慢性鼻窦炎、过敏性鼻炎
	用法	滴鼻，3次/日，连续用药不宜超过1周，萎缩性鼻炎及干燥性鼻炎忌用
盐酸羟甲唑啉鼻喷雾剂	适应证	适用于急慢性鼻炎、鼻窦炎、过敏性鼻炎、肥厚性鼻炎
	用法	喷鼻，成人和六岁以上儿童每次每侧1~3喷，早晨和睡前各1次。连续用药不宜超过1周
盐酸氮卓斯汀鼻喷雾剂	适应证	季节性过敏性鼻炎（花粉症）和常年性过敏性鼻炎
	用法	1喷/鼻孔，早晚各1次，每日2次
色甘酸钠滴鼻液	适应证	变应性鼻炎（过敏性鼻炎）
	用法	滴鼻，3次/日
布地奈德鼻喷雾剂	适应证	常年性及季节性过敏性鼻炎
	用法	鼻腔喷雾。成人：开始时每个鼻孔各2喷，早晚各1次。一日最大用量不超过8喷（256μg）。症状缓解后每天每个鼻孔喷1次，每次1喷。6岁以上儿童：同成人
糠酸莫米松鼻喷雾剂	适应证	季节过敏性或常年性鼻炎
	用法	鼻腔喷雾。成人（包括老年患者）和青年：用于预防和治疗的常用推荐量为每侧鼻孔2揿（每揿为50μg），一日1次（总量为200μg），一旦症状被控制后，剂量可减至每侧鼻孔1揿（总量100μg），即能维持疗效。如果症状未被有效控制，可增加剂量至每侧鼻孔4揿的最大每日剂量，一日1次（总量400μg），在症状控制后减小剂量。3至11岁儿童：常用推荐量为每侧鼻孔1揿（每揿为50μg），一日1次（总量为100μg）
丙酸氟替卡松鼻喷雾剂	适应证	季节性过敏性鼻炎（包括花粉症）和常年性过敏性鼻炎
	用法	鼻腔喷雾。成人和12岁以上儿童：每个鼻孔各2喷，每日1次（每日200μg），以早晨用药为好。某些患者需每个鼻孔各2喷，每日2次，早晚各1次直至症状改善。当症状得到控制时，维持剂量为每个鼻孔1喷，每日1次。每日最大剂量为每个鼻孔不超过4喷

药物名称		使用说明
富马酸酮替芬气雾剂	适应证	过敏性鼻炎
	用法	鼻腔喷雾，一次1~2揿，一日2~3次
复方薄荷樟脑滴鼻剂	成分	薄荷、樟脑、桉叶油等
	适应证	干燥性鼻炎、萎缩性鼻炎及鼻出血等
	用法	滴鼻，3次/日
依巴斯汀	适应证	变应性鼻炎（过敏性鼻炎）
	用法	口服，1次/日
氯雷他定	适应证	变应性鼻炎（过敏性鼻炎）
	用法	口服，1次/日晚间用，2岁以下儿童、孕妇慎用
盐酸西替利嗪	适应证	季节性或常年性过敏性鼻炎
	用法	口服。成人或12岁以上儿童，1次/日，10mg/次。6~11岁儿童，1次/日，5mg或10mg/次。2~5岁儿童，1次/日，推荐起始剂量为2.5mg，最大剂量可增至5mg
孟鲁司特钠	适应证	过敏性鼻炎
	用法	15岁及15岁以上成人：每日1片（10mg），睡前服用。6~14岁儿科患者：每日服用咀嚼片1片（5mg），睡前服用
鼻渊通窍颗粒	处方	辛夷、苍耳子（炒）、麻黄、白芷、薄荷、藁本、黄芩、连翘、野菊花、天花粉、地黄、丹参、茯苓、甘草
	适应证	鼻炎和鼻窦炎
	用法	口服，一次15g（1袋），3次/日
鼻渊舒口服液	处方	苍耳子、黄芪、柴胡等
	适应证	急、慢性鼻窦炎
	用法	口服，10ml/次，2次/日
藿胆滴丸	成分	猪胆酸藿香油聚乙二醇
	适应证	急、慢性鼻窦炎
	用法	口服，一次4~6粒，一日2次

（刘钰莹）

鼻喷激素可以用多久？

过敏性鼻炎时，至少使用激素鼻喷剂2周，之后逐渐减量即可。比如：起始每日每侧鼻孔2喷，效果非常好，那么1周后，改成1侧鼻孔每日1喷，效果依然控制特别好，那就1周后改成隔日一喷。若隔日一喷效果还非常好，那1周后，就可以按需使用。患有常年性过敏性鼻炎的，使用半年、一年都可。使用2~12周属于短期使用，使用1年属于长期使用。

（刘钰莹）

鼻炎患者术后为什么要坚持换药？

临床上经常遇到患者做完鼻-鼻窦炎手术后，一旦出院就一去不复返了，对其他疾病来说，治愈出院是最好的结果，既是患者要求的，也是医生希望的。但鼻内窥镜手术后鼻腔功能的恢复是一个漫长的过程，术后黏膜形态的基本恢复一般需要3个月左右。从术后2周开始，术腔内不断出现水肿、囊泡、小息肉、肥厚、粘连等，如果不及时清理，将会妨碍上皮化进程，可导致鼻腔内干痂堆积，引起鼻塞、鼻腔粘连、鼻窦口再次狭窄、鼻息肉、鼻窦炎复发。因此由于鼻-鼻窦炎疾病本身的特点，使得该种疾病术后必须定期复查、换药。

患者在术后复诊，局部清理换药，可以帮助医生及时给予局部用药，帮助鼻腔清洁，促进血痂、分泌物和坏死组织及时排出，保持窦口通畅，对纤毛形态和功能恢复有很大促进作用，一定程度上，减少了术后复发及二次手术的可能。

一般第一次随访在出院后1周，以后随访复查时间视术腔恢复情况而定。一般随访间隔2周左右，随访时间依据病情与恢复情况在2个月~半年，个别甚至更长。

（刘钰莹）

治疗急性鼻炎的中药及中成药有哪些？

（1）外感风寒

证候：鼻塞，鼻痒，喷嚏频作，流涕清稀，鼻黏膜淡红肿胀，鼻内积有清稀涕液；头痛，恶寒发热；舌淡红，苔薄白。

治法：辛温解表，散寒通窍。

方药：通窍汤加减。亦可用荆防败毒散、葱豉汤加减。

中成药：通窍鼻炎颗粒等。

（2）风热犯鼻

证候：鼻塞，鼻流黏稠黄涕，鼻痒气热，喷嚏时作，鼻黏膜色红肿胀，鼻内有黄涕；发热，头痛，微恶风，口渴，咽痛，咳嗽痰黄；舌质红，苔薄黄。

治法：疏风清热，宣肺通窍。

方药：银翘散加减。头痛较甚者，加蔓荆子、菊花；咽部红肿疼痛者，加板蓝根、玄参、射干；咳嗽痰黄，加桑白皮、前胡、瓜蒌。亦可选用桑菊饮加减。

中成药：银翘散，辛夷鼻炎丸等。

（王丽华）

治疗急性鼻炎的中医特色疗法有哪些？

（1）滴鼻：可用芳香通窍类的中药滴鼻剂滴鼻，改善通气。

（2）蒸汽或雾化吸入：可用内服中药或薄荷、辛夷煎煮蒸汽熏鼻，亦可用疏风解表、芳香通窍的中药煎煮过滤后行超声雾化吸入。

（3）针灸疗法：鼻塞者，取迎香、印堂穴；头痛、发热者，取太阳、风池、合谷、曲池穴。针刺，强刺激，留针10~15分钟。或做穴位按摩，每日1次。

（王丽华）

治疗慢性鼻炎的中药和中成药有哪些?

运用中医中药疗法治疗慢性鼻炎无创伤,无痛苦,能很好地保持鼻腔的正常功能,无并发症。如治疗药物性鼻炎、萎缩性鼻炎、鼻腔癌变等等,无任何毒副作用。患者对药物不会产生依赖性,治愈后停药,一般不再复发。

治疗慢性鼻炎的中药和中成药介绍如下。

(1)肺经蕴热

证候:鼻塞时轻时重,或交替性鼻塞,鼻涕色黄量少,鼻气灼热,鼻黏膜充血,下鼻甲肿胀,表面光滑、柔软有弹性;常有口干,咳嗽痰黄;舌尖红,苔薄黄。

治法:清热散邪,宣肺通窍。

方药:黄芩汤加减。

中成药:藿胆滴丸,鼻渊通窍颗粒等。

(2)肺脾气虚

主要证候:鼻塞时轻时重,或呈交替性,涕白而黏,遇寒冷时症状加重,鼻黏膜淡红肿胀;可伴有倦怠乏力,少气懒言,恶风自汗,咳嗽痰稀,头重头昏,易患感冒,食欲不振便溏;舌淡苔白。

治法:补益肺脾,散邪通窍。

方药:可选用温肺止流丹加减。若脾气虚为主者,可用补中益气汤加减。易患感冒或遇风冷则鼻塞加重者,可合用玉屏风散。

中成药:玉屏风颗粒,补中益气丸,通窍鼻炎颗粒,温肺止流丹等。

(3)血瘀鼻窍

主要证候:鼻塞较甚,持续不减,鼻涕黏黄或黏白,鼻黏膜黯红肥厚,下鼻甲肥大质硬,表面凹凸不平,呈桑椹状;语声重浊或有头胀头痛,耳闭重听,嗅觉减退;舌质黯红或有瘀点。

治法:行气活血,化瘀通窍。

方药:通窍活血汤加减。鼻塞甚、嗅觉迟钝者可选加路路通、辛夷花、白芷、石菖蒲、丝瓜络；头胀痛、耳闭重听者，加藿香、柴胡、蔓荆子、菊花。

中成药：通窍活血丸。

（王丽华）

治疗慢性鼻炎的中医特色疗法有哪些?

（1）体针：①主穴：迎香、鼻通、印堂。②配穴：百会、风池、太阳、合谷、足三里。每次取主穴加配穴2~3个，针刺。

（2）耳穴压丸：取鼻、内鼻、肺、脾、内分泌、皮质下等穴，用王不留行籽贴压耳穴。

（3）艾灸：对于肺脾气虚者，取迎香、人中、印堂、百会、肺俞、脾俞、足三里等穴，温灸。

（4）超声雾化吸入：可用中药煎煮液（如苍耳子散）作超声雾化经鼻吸入。

（王丽华）

中医对过敏性鼻炎有什么认识?

中医很早以前就对过敏性鼻炎有了一定的认识，中医称过敏性鼻炎为"鼻鼽"。鼻鼽最早见于《素问·脉解》，其曰："……头痛、鼻鼽、腹肿者，阳明并于上，上者则其孙络太阴也，故头痛、鼻鼽、腹肿也。"后世医家对鼻鼽（过敏性鼻炎）的论述也较多，如金代《刘河间医学六书》中说："鼽者，鼻出清涕也。"对鼻鼽的病因，明代《证治要诀》说："清涕者，脑冷肺寒所致。"

中医认为本病的发生，内因多与脏腑功能失调及个人禀赋体质有关，外因多由气候（风、寒、热、燥）等邪气侵袭鼻窍所致。脏腑功能失调与肺、脾、肾三腑虚损有关，其病主要在肺，其本在脾肾。

（王丽华）

治疗过敏性鼻炎的中药及中成药有哪些？

（1）肺气虚寒

证候：突发性鼻痒、喷嚏、流清涕、鼻塞，鼻黏膜淡白，鼻道有水样分泌物；平素畏风怕冷，自汗，咳嗽痰稀，气短，面色苍白；舌质淡，苔薄白。

治法：温肺益气，祛风散寒。

方药：小青龙汤加减。鼻痒甚者，可加地龙；眼痒者，可加木贼；咽痒者，可加杏仁，蝉衣。

中成药：可用通窍鼻炎颗粒，玉屏风颗粒，温肺止流丹等。

（2）脾气虚弱

证候：鼻痒、喷嚏、鼻塞，鼻黏膜肿胀明显，色淡白；食少纳呆，四肢困倦，少气懒言，腹胀，大便溏；舌质淡，舌体胖，边有齿印。

治法：健脾益气，升阳通窍。

方药：补中益气汤加减。小儿鼻鼽多属肺脾气虚，用药不宜温燥，可用四君子汤和苍耳子散加减。

中成药：补中益气丸，参苓白术散。

（3）肾阳不足

证候：鼻痒，喷嚏频频，清涕如水样，鼻黏膜苍白水肿，鼻道内有大量水样清涕；耳鸣，遗精，形寒肢冷，夜尿清长，神疲乏力；舌质淡，苔白。

治法：温补肾阳，固肾纳气。

方药：肾气丸。清涕如水样，长流不止者，可用真武汤。

中成药：肾气丸，桂附地黄丸等。

（4）肺经伏热

证候：突发性鼻痒、喷嚏、流清涕、鼻塞，鼻黏膜充血肿胀；咳嗽，咽痒，口干，烦热；舌质红，苔白或黄。

治法：清宣肺气，通利鼻窍。

方药：辛夷清肺饮。

中成药：散风通窍滴丸，香菊胶囊等。

（王丽华）

治疗过敏性鼻炎的中医特色疗法有哪些？

（1）体针：以迎香、风池、合谷、风府为主穴，以上星、肺俞、脾俞、肾俞等为配穴，每天1次，10次为1个疗程。

（2）灸法：选足三里、涌泉、三阴交、百会、合谷等穴，悬灸或隔姜灸，10次为1个疗程。

（3）耳穴压丸：选神门、内鼻、外鼻、风溪、肺、脾、肾等穴贴王不留行籽或磁珠，隔3天1次，10次为1个疗程。

（4）穴位注射：可选取迎香、合谷、风池等穴，药物可选卡芥菌多糖核苷酸注射液等。3天1次，10次为1个疗程。

（5）穴位敷贴：可用斑蝥或附子、甘遂、麻黄等研粉，取少许撒在胶布上，敷贴于肺俞、脾俞、肾俞、大椎等穴上，每周1~2次，4次为1个疗程。

（6）中药熏蒸/雾化疗法，是选用中草药，用煮沸后产生的气雾进行熏蒸，借药力热力直接作用于所熏部位，达到扩张局部血管、促进血液循环、温通血脉，适用于除婴幼儿之外的各类人群；

（7）鼻丘点刺疗法，根据中医经络学说，从针刺疗法演变而来，其功能在于疏通经络，宣导气血，协调阴阳，调整脏腑功能的作用，适用于过敏性鼻炎发作期的成年人。

（王丽华）

预防保健篇

- ◆ 如何改善公共环境以减少鼻炎的发生?
- ◆ 如何改善家庭环境以减少鼻炎的发生?
- ◆ 为什么戒烟有利于慢性鼻炎的康复?
- ◆ 慢性鼻炎患者的饮食有哪些注意事项?
- ◆ 过敏性鼻炎患者的饮食有哪些注意事项?
- ◆ ......

如何改善公共环境以减少鼻炎的发生？

改善环境条件，创造良好的工作环境，加强劳动防护，尽量防止粉尘、化学物质及刺激性气体的吸入，避免通风不良、空气干燥、温度过低过高等不良因素，定期对室内外环境进行消毒。

（李 莉）

如何改善家庭环境以减少鼻炎的发生？

尽量避免环境中的温度、湿度急剧变化；室内装修后，不要立即居住，选用一些有效去除室内有害气体的产品，如空气净化器等，在屋内添置活性炭等吸附类产品，去除室内有害气体。还可利用绿色植物来降低室内有害气体的浓度，如吊兰能吸收氮氧化物，虎尾兰能吸收甲醛气体等，待装饰产生的污染物去除后再入住。保持室内良好的通风，选择专业防尘螨床垫和枕套，定期用热水清洗床上物品，室内定期打扫和吸尘，尽量减少与尘螨的接触。积极控制蟑螂的滋生，及时清洗器皿，并可在屋内无人的情况下使用杀虫剂消灭蟑螂。

（李 莉）

为什么戒烟有利于慢性鼻炎的康复？

吸烟时，烟雾中的焦油可刺激引起鼻黏膜炎症反应，导致鼻涕增多。烟中的尼古丁、烟草燃烧过程中所产生的一氧化碳，引起鼻腔黏膜血管收缩，导致黏膜缺血而出现鼻腔干燥。长期吸烟后，鼻腔黏膜内血管张力下降出现反弹性扩张，使鼻腔黏膜充血肿胀，加重鼻塞。同时烟雾的长期刺激使鼻腔黏膜表面的纤毛细胞炎症改变，纤毛运动减弱，致使鼻腔黏膜的抗病能力降低。戒烟后，这些刺激因素去除，有利于炎症的消退及鼻腔黏膜功能的恢复。

（李 莉）

慢性鼻炎患者的饮食有哪些注意事项？

忌辛辣刺激性食物，勿酗酒；少吃甜食及油腻食物，多吃新鲜蔬菜、水果；常用杏仁、粳米煮粥。注意饮食营养，不要偏食，防止维生素（A、B、C、E）的缺乏。

（李　莉）

过敏性鼻炎患者的饮食有哪些注意事项？

多吃富含抗氧化剂（包括维生素C、维生素E、胡萝卜素）、n-3多价不饱和脂肪酸较多的食物，前者如水果、蔬菜，后者如鱼类；少吃含n-6多价不饱和脂肪酸较多的食物，如人造黄油和菜油。对牛奶和小虾、肉类等过敏的患者则要避免这些食物的摄入。

（李　莉）

急性鼻炎应怎样预防传染？

患者要卧床休息，可以减少相互传染。应养成打喷嚏及咳嗽时盖住口鼻的习惯。患者外出时要戴口罩，尽量不去公共场所。流行期间公共场所要适当消毒等。

（李　莉）

过敏性鼻炎患者如何避免接触过敏原？

不要接触花粉、灰尘、尘螨、动物皮毛、生物化学物质等易引起过敏的物质，过冷、过热、干燥、潮湿的空气也易引起过敏性鼻炎，也要尽量避免接触。环境因素特别是室内装修、食用油和养花与过敏性鼻炎有重要的关联作用，也应注意避免接触或应用。

（李　莉）

慢性鼻炎患者如何改善精神状态？

培养广泛的爱好，如书法、种花等，坚持健身活动，保持心情舒畅，遇到不顺心的事学会宣泄。严格作息时间，饮食起居有规律。遵循科学的养生保健方法和治疗疾病的原则，服从医生对疾病的治疗和指导，对疾病治疗要有充分的信心。

（李晓艳）

鼻炎患者在公共场所中应注意什么？

在公共场所中，鼻炎患者应注意两个方面，一是自身保护，二是保护他人。

（1）自身保护：慢性鼻炎患者在感冒流行期间，须到公共场所活动时，应戴上口罩，以防被传染或使自己的鼻炎加重；当在粉尘、化学气味较重的场所活动或工作时，也应佩戴口罩。在公共场所内如感到周围香烟缭绕，空气污浊时，应改换环境或到室外换换空气。

（2）保护他人：有急性鼻炎的患者出入公共场所时，应戴上口罩，以免传染他人。鼻炎患者常免不了流鼻涕，应多准备些卫生纸或手绢，不要随地乱擤鼻涕或把擤有鼻涕的纸乱丢。在较为安静的场所，如图书馆、音乐厅、会议室等处，要注意擤鼻涕时声音不要过大，以免影响他人。

（李晓艳）

春天来了，怎样避免大量接触花粉？

花粉症，顾名思义，大部分以由风做传播媒介的花粉作为变应原。春天来了，怎样才能避免暴露于大量花粉中呢？首先，宅家是个不错的举措！花粉飘散季节，尽量少去公园、植物园等植物或者昆虫较多的地方。如果出门，做好防护措施，可以选择戴口罩，或者使用花粉阻断剂涂抹于鼻腔前端鼻前庭处，有助于阻断花粉与鼻腔黏膜的接触。回家后，用生理盐水或者海盐水冲洗鼻腔，减少花粉等过敏原在鼻腔的存留，减少鼻腔内的过敏性炎症介质浓度。当然，有条件的，可以暂时移居到无花粉或者很少有该种致敏花粉的地区。总之，避免接触过敏原，才是治疗过敏性鼻炎最有效的途径和方法。

（高　尚）

鼻-鼻窦炎患者日常生活中的注意事项有哪些？

（1）急性鼻-鼻窦炎患者应当注意休息，并适当隔离，避免到拥挤或空气不流通的区域。注意多饮水、饮食清淡易消化、注意保暖，体弱患者为预防或已经引起急性中耳炎、急性鼻窦炎可以应用抗生素。

（2）慢性鼻-鼻窦炎患者平时要注意锻炼身体以提高抵抗力，注意气候变化，及时添加衣服预防感冒。

（3）每天早晨用冷水洗脸以增强鼻腔黏膜的抗病能力，晚上热水泡脚，促进血液循环。体表或局部的冷热变化会引起鼻部黏膜血管反应，当体表皮肤受到寒冷刺激时，鼻黏膜血管会发生反射性收缩，鼻部温度迅即下降，随后又可出现血管舒张。故长期坚持冷水浴、冷水洗脸、冬泳等，可以提高人的抵抗力，预防伤风感冒。

（4）鼻塞时不宜强行擤鼻，有时强力擤鼻会造成鼻腔内负压增加，导致中耳炎的发生。

（5）保持心情舒畅，多进食富含纤维的食物，保持大便通畅，多食含有维生素A和维生素B的食物。

（6）避免长期使用血管收缩剂如：呋麻滴鼻液、羟甲唑啉鼻喷雾剂等。如果不可避免使用时，也尽量控制使用时间在一周之内，减少用药频次。

（7）过敏性鼻炎患者应尽量避免接触过敏原，这是唯一可以完全控制过敏性鼻炎的有效措施；季节性过敏性鼻炎患者注意调整户外活动季节、时间。

（8）正确使用抗组胺类药物、鼻腔局部用激素类喷剂，避免滥用血管收缩剂。

（李晓艳）

如何改变不良的生活习惯来促进鼻炎的痊愈？

去除不良嗜好，纠正不良习惯。如吸烟、饮酒、擤鼻涕等，长期夜间加班会导致睡眠不足、机体抵抗力下降，鼻黏膜的防御功能也随之下降，病毒便会乘虚而入致病，要尽量改变此类不良习惯。

（李　莉）

如何为鼻炎患者提供良好的生活环境？

加强劳动卫生管理，采取综合治理降低室外环境中粉尘及有毒物质的浓度，尽量保证生产环境空气达标率，提供必要的防护措施。

生活中应注意室内及时通风换气；在冬季供暖、夏季使用空调期间使用空气净化器；科学选用建筑和装饰材料；使用净化性涂料、分解室内空气中氮氧化物、硫的氧化物、硫化氢和氨等污染物，保持室内空气清洁，从而有利于鼻炎患者恢复和减少过敏性鼻炎发作。

（李　莉）

过敏性鼻炎患者对生活环境有何特殊要求？

工业污染排放至空气中的氮氧化物、细微颗粒状物、挥发性有机化合物等污染物与过敏性鼻炎有明显关系。都市内的汽车、柴油机排放的微粒及 NO_2 也可以诱发或加重过敏性鼻炎。各种装饰材料、黏合剂等也可造成变应原释放增多，引发或加重过敏反应。室内尘螨、蟑螂、霉菌孢子等过敏原也增加了疾病发作的机会，其中以对尘螨过敏的患者所占比例最高，使尘螨成为最主要的室内过敏原。这就要求室外环境空气清新，尽量减少工业等化学污染，室内要有良好的通风和适宜的温度及湿度，同时要求保证室内清洁，及时发现和去除尘螨、霉菌等过敏原，以减少过敏性鼻炎的发生。

（李　莉）

慢性鼻炎患者的自我护理方法有哪些？

锻炼身体，改善体质，谨防感冒，得了感冒要及时、彻底治疗。不要骤然进出冷热悬殊的环境，常做鼻部按摩，如长期用冷水洗脸者有利于慢性鼻炎的恢复。

（李　莉）

鼻炎患者的饮食应注意些什么？

当慢性鼻炎表现为交替性鼻塞，鼻流清水样涕，饮食中应尽量不食用萝卜或过多的酒肉。可选食黄芪鸡、枣泥扁豆包、扁豆大枣粥、小米荷叶粥、姜枣汤等。鼻炎表现为持续鼻塞，鼻甲暗红，鼻流浊黏稠涕，头胀刺痛，饮食中应少食辛辣燥热的食物，不宜多吃巧克力。应饮食清淡，多吃蔬菜、水果，保持大便通畅。此外，可食用桃仁粥、山楂芎茶、橘红酒、桃仁泽泻桂鱼汤等，平时可少量饮酒，不宜过量，并应当戒除吸烟。当鼻腔内干燥、结痂，或时有出血，烦热咽干，饮食中应避免过食辛辣、燥热之物。宜多吃蔬菜、水果、秋梨膏、海参加生地葛根粥、冬瓜加栝楼根汤，或冰糖煮白梨等。当鼻炎近期加重，鼻流黄涕，并伴有发热、恶寒时，饮食应注意不可食用酸涩收敛之品，如杏、山楂、柿子等。此外，还应少食过于油腻辛辣的食物，以免助热加重病情。

（徐宏鸣）

早晨用冷水洗脸对慢性鼻炎有好处吗？

细菌和病毒是引起感冒的病原体。但当机体抵抗力降低时，鼻黏膜功能减退，细菌和病毒就会乘机入侵。特别是在气候寒冷的季节，鼻黏膜血管收缩，组织内缺血，鼻黏膜抵抗力降低，给细菌和病毒创造了一个有利的入侵条件，于是感冒便发生了，并可进一步发展为慢性鼻炎或是使原有的慢性鼻炎症状加重。早晨用冷水洗脸，可使鼻腔血管收缩，减少腺体的分泌，可使鼻腔堵塞症状缓解，有助于锻炼鼻腔黏膜内血管对冷空气的反应能力。可提高人体对寒冷的适应能力。如果经常用冷水洗脸，脸部和鼻腔内的血管就能够不断地提高对外界气候变化尤其是对寒冷的适应能力，将有利于慢性鼻炎的预防，对治疗也会带来一定的好处。

（李晓艳）

戴口罩对慢性鼻炎有好处吗？

口罩被视为一种防寒、保温用品，近些年来人们已经很少戴口罩了，因为不需要用它来防寒、保温了。对于鼻炎患者来说戴口罩有时还是需要的。口罩可将吸入的空气过滤和保温，对防病、防毒、防尘有一定的作用。在下列情况下建议佩戴口罩：①当呼吸道传染病流行时或患感冒外出时应戴口罩，这样不仅可防寒，同时也可防止病原微生物被吸入。②在粉尘和毒物环境中工作或气温很低时外出，也应戴口罩，以防止鼻炎加重。但有些慢性鼻炎患者天气稍冷就戴上口罩，甚至整个冬天外出都戴，认为可减少冷空气对鼻腔的刺激，这样鼻炎就不会加重或复发了。这种做法是不正确的，因为鼻腔黏膜内有丰富的海绵状血管网，血液循环旺盛，当吸入冷湿空气时，随时可将吸进的空气加温加湿，咽喉、气管、支气管的黏膜也具有加温加湿作用，使空气吸入肺时已接近体温。人的鼻腔黏膜和呼吸道其他部位的黏膜一样，如果能够经常适当接触冷空气，是可以提高鼻黏膜对寒冷的适应能力的，如果经常捂个大口罩，使得鼻黏膜变得"娇气"十足，反而易患感冒。

（李晓艳）

如何使用鼻用喷剂喷鼻？

遵医嘱规律用药。鼻用喷雾剂常需持续应用一段时间才能发挥其治疗作用，因此要连续给药，不能见好就收间断用药。喷药时首先摇匀药物，并试喷，至水雾连续均匀后再喷鼻。使用喷雾剂前应先擤净鼻涕、清洁鼻腔，可辅助使用盐水冲洗清洁鼻腔，有利于药物均匀、充分作用。自然立位，头稍前倾。使用时只需将喷头前端置入鼻孔，不要将喷头完全塞进鼻孔。喷头对向鼻腔外侧。建议左手喷右侧鼻腔，右手喷左侧鼻腔。喷鼻时按压未喷药侧鼻翼。用药结束后避免即刻用力吸鼻、擤鼻。

（刘钰莹）

应该怎样做鼻腔冲洗？

鼻腔盐水冲洗作为单一疗法或辅助治疗对成人和儿童慢性鼻-鼻窦炎均有效，还可用作难治性鼻窦炎的长期治疗，以及妊娠期慢行鼻炎的维持治疗。慢行鼻炎患者术后早期进行鼻腔盐水盥洗对于清除鼻腔结痂和防止粘连具有良好的效果。临床推荐使用，疗程不少于4周。

鼻腔盐水冲洗可以改善患者的症状和生活质量，其作用在于清除鼻腔鼻窦黏液，增强纤毛活动，破坏和清除各种抗原、生物膜及炎性介质，保护鼻窦黏膜。

鼻腔冲洗方法主要有盥洗法（高容量低压力）和喷雾法（低容量高压力），前者可能更容易使盐水通过窦口进入上颌窦和额隐窝，但究竟哪一种冲洗方法的疗效更确切证据尚不充分。儿童行鼻腔冲洗适合用喷雾法，尤其低龄儿童不宜使用盥洗法，以免发生呛水、耳痛等不良反应。采用等渗或高渗盐水进行鼻腔冲洗均可有效改善症状，两者之间并无显著差异，需要注意的是当冲洗液浓度超过2.7%时，可引起鼻腔局部疼痛和不适感。

鼻腔冲洗长时间应用容易对鼻腔黏膜形成机械损伤，同时也可能加重患者鼻部症状。原因是鼻腔黏膜存在丰富的纤毛，且会由前至后摆动，能够将吸入的各类细菌及鼻腔分泌物由鼻腔前端送至鼻咽处之后分解为痰液，经由口腔及喷嚏等排出体外，因而我们的鼻子本身就具备良好的自洁功能。经常洗鼻，或过度清洁鼻腔会对鼻部自洁功能产生影响，甚至变为过敏性鼻炎。因此非鼻炎患者，切勿擅自进行鼻腔冲洗。

（刘钰莹）

如何保护鼻子？

清晨洗脸时，按摩外鼻，用毛巾揉揉鼻唇、鼻翼两侧及周围的皮肤，至出现稍红润、发热感。也可以用拇指、食指夹住鼻根，用力由上而下连拉几次。也可以用拇指、食指伸入鼻腔前庭处，夹住鼻中隔软骨，轻轻地下拉几次。这些机械的刺激可使鼻周围血管充血、改善血液循环，加强营养，保持正常温度，使之尽快地适应外界的气温，提高鼻子的御寒能力。应杜绝挖鼻孔的习惯，正确擤鼻涕。当外界空气干燥时，要多喝水，勤漱口，提高鼻咽腔，鼻腔的相对湿度，有条件的可吃点水果如橘子、苹果、梨、甘蔗等；也可用杯子盛热开水，将蒸气吸入以改善鼻腔的湿度和血运，加强鼻功能。加强锻炼，主要锻炼鼻腔黏膜适应气温突变的能力和呼吸道的抵抗力，早晚用冷水洗脸、擦身，凌晨做体操，常去呼吸新鲜的空气，慢跑，散步等。

（李晓艳）

如何正确擤鼻涕？

有些人在擤鼻涕时，常常以两手指捏住两侧鼻孔，用力将鼻涕擤出鼻腔。这种方法是不对的也是非常危险的。鼻涕中含有大量病菌，当我们堵塞前鼻孔用力擤鼻涕时，则压力迫使鼻涕向鼻后孔挤出，到达耳咽管或进入鼻旁窦各腔而引发中耳炎或鼻窦炎。正确的擤鼻涕方法是，用手指压住一侧鼻孔，稍用力向外擤，对侧鼻孔的鼻涕即被擤出。用同法，再擤另一侧。或者将手帕、卫生纸放在鼻孔前，用手轻轻扶放在鼻两侧，用力将鼻涕向外擤出也可，但擤鼻涕时用力不宜过大。还可将头稍微仰起，使鼻涕向后流，再轻轻吸鼻，使鼻涕经后鼻孔排出，再经口咽部咯出，也是可以的。若鼻腔堵塞较重，鼻涕不宜擤时，可适当滴用麻黄素或萘甲唑啉，待鼻腔通气后再擤。若在擤鼻涕时，感到有气进入耳内，听到耳内有进气声音，并感到耳内发胀、发堵，有的甚至疼痛时，应到医院进行详细检查以确定是否引发了中耳炎，并积极治疗。

（李晓艳）

鼻炎患儿的家长应注意什么？

一般家长带宝贝看病首选儿科，儿科大夫往往不具备五官科的知识，因此忽略了鼻子、耳朵的检查，容易延误病情，所以当宝贝出现鼻炎的可疑症状时，应该选择首诊五官科。家长也不必过于紧张，不要带着孩子到这个医院看完再去那个医院看，甚至因为怕医生开的药方不解决问题，而自作主张，想方设法弄些偏方给孩子服用。这样做有时病情不仅不易好转，反而可能带来不良后果。另外，切忌随手拿成人鼻炎药物治疗，患儿禁用血管收缩剂，如：萘甲唑林、羟甲唑林、麻黄素制剂等。

小儿患有急性鼻炎时，除了药物治疗以外，应让小儿充分休息，因为急性鼻炎是一种病毒感染性疾病，病变不仅局限在鼻部，全身均可受到影响，如心肌炎、肾炎等。所以，此时一定要充分休息，给患儿多饮白开水和果汁，使鼻分泌物软化，减少呼吸道分泌物的堵塞，若分泌量过多，可以用热水、蒸汽物化熏鼻。应慎重对待小儿鼻炎容易产生的并发症。最常见的并发症是中耳炎、鼻窦炎、咽炎和支气管炎。

对于患有慢性干燥性鼻炎或萎缩性鼻炎的小儿，家长应嘱其不要挖鼻子，每天给小儿清洗鼻腔。在饮食方面，要让孩子多吃一些蔬菜、水果，不要让孩子吃炸羊肉串、炸鱼及带辣味的方便面。

若小儿患有过敏性鼻炎，家长应留意及设法找出过敏原。当孩子喷嚏不断发作时，不要责骂孩子，而应当帮助孩子解除对疾病的紧张心理。

教给患儿正确擤鼻涕的方法，一般人习惯用手绢或纸巾捏着宝贝的双鼻孔擤鼻涕，这样会造成鼻涕倒流进鼻窦，使细菌感染鼻窦，患上鼻窦炎。

正确的方法是：分别堵住一侧鼻孔，一个一个地把鼻涕擤干净。冬季应选择一台具有净化空气功能的加湿器，不但能净化空气中的细菌、杂质，还能有效地去除过敏原，避免室内空气过于干燥而引发的鼻腔不适症状。

（李晓艳）

妊娠期鼻炎应注意什么？

孕妇不必过于担心孕期鼻炎的预后，分娩后随着致病因素（雌激素下降）消除，鼻炎也随之痊愈，愈后也不会留后遗症。孕前患有轻中度鼻炎的女性可以怀孕和哺乳，但要密切观察病情发展；孕前患有严重鼻炎引起明显不适的女性，最好在治疗后再开始怀孕，以免在怀孕期间造成不必要的影响。

重视鼻腔卫生，积极预防感冒。人在呼吸时鼻子会对空气进行加温、加湿和清洁过滤，以确保进入人体的空气足够温暖、湿润和干净。在环境干燥时，鼻子不得不更加努力地工作，因此，保护好鼻子非常重要。秋冬寒冷季节或感冒流行期间，要尽量少去公共场所，外出需戴口罩，保持口鼻的温暖湿润，减少干冷空气的刺激；室内空气干燥时，建议孕妇使用加湿器来补充空气湿度；避免过度刺激的气味，如蚊香、烧香、油漆、清洁剂等；对空气污浊的室内，可以用白醋熏蒸的方法来进行空气消毒。另外，要积极预防感冒，受凉后可尽早服用生姜红糖水以驱除"寒邪"，感冒流行期间可服用板蓝根等中药，以减少发病机会。

坚持体育锻炼，增强身体抵抗力。首先避免导致人体抵抗力下降的各种因素，如过度疲劳、睡眠不足、受凉、饮酒、吸烟等，这是因为当人体抵抗力下降时，鼻黏膜调节功能差，防御功能低下，病毒会乘虚入侵导致发病。另外，如早晨慢跑、冷水洗脸、下午散步等可增强体质，提高人体对寒冷的耐受力，提高人体对不良条件的适应能力（所有的运动应规律而渐进地进行，考虑到孕妇身体的因素，1周3次适量运动比较合适）。还要积极治疗上呼吸道疾病及全身其他慢性疾病。

改善和控制环境因素、调节饮食、做好预防工作是关键。平时注意工作和生活环境的卫生，定时打开窗子更新室内空气，勤洗头、洗澡，勤更换枕头、被褥，避免落尘和霉菌的滋生；家中应避免饲养宠物，如猫、狗、鸟、兔等；避免吸烟及处在二手烟或污浊的空气中。

孕期可多吃些富含维生素C、维生素E类食物，如青菜、西红柿、橙子、红枣、豆类、瘦肉、乳类、蛋类等，可以增强血管弹性，改善鼻腔黏膜的血流；尽量避免吃生冷的食品及饮各种酒类。

保持心情愉快，有利于孕妇和胎儿的健康。要避免剧烈的情绪波动；经常大吵大闹或有忧郁情绪的孕妇，应及时调整好情绪，必要时考虑请心理医师协助开导。

（徐宏鸣）

预防急性鼻炎的中药茶饮有哪些？

选用辛夷花6g，苏叶6g，薄荷3g，煎水代茶饮；喜食辛辣油腻食品及吸烟者，用白芷6g，黄芩6g，苍耳子3g，煎水代茶饮；体弱、多语、伤气者可用辛夷花6g，菊花6g，麦冬6g，黄芪9g，煎水代茶饮。

（王丽华）

急性鼻炎的膳食调护方有哪些？

香菜葱白粥：香菜30g，葱白2根，大蒜1瓣，粳米60g，先将粳米煮熟，熟时将大蒜、香菜、葱白放入粥内煮沸一下，调味即可食用，适用于风寒型。

白菜萝卜汤：白菜心300g，白萝卜100g，水煎，加红糖适量，吃菜饮汤。适用于风热型。

萝卜丝瓜藤汤：白萝卜300g，丝瓜藤60g，水煎取汤去渣，加适量白糖。适用于风热型。

辛夷花鸡蛋汤：辛夷花15g，鸡蛋2个。辛夷花与鸡蛋加入适量水同煮，蛋熟后去壳再煮片刻，饮汤吃蛋。

（王丽华）

慢性鼻炎的膳食调护方有哪些？

桑菊杏仁粥：桑叶9g，菊花6g，甜杏仁9g，粳米60g，前两味加水适量煎煮，去渣取汁，加甜杏仁，粳米煮粥。疏散风热，宣肺通窍。

黄芪鸡：黄芪120g，母鸡1只，香菜20g，佐料适量。母鸡去毛，净膛，将黄芪纳入鸡腹中缝合，放入锅中，加入葱姜等佐料，放火上炖，将熟时放入香菜，做主菜食之。益气解表通窍。

枣泥包：大枣去核250g，白扁豆1000g，面粉1000g，扁豆煮水，煮软时加入大枣再煮，至水将尽，豆能捣烂时离火，趁热将扁豆、大枣捣泥做馅儿，面粉和好发酵，擀皮儿，包进扁豆枣泥，做成豆包煮熟，做主食。主治脾胃气虚之鼻炎。

（王丽华）

过敏性鼻炎的膳食调护方有哪些？

菟丝细辛粥：菟丝子15g，细辛5g，粳米100g，白糖适量，将菟丝子洗净后捣碎和细辛水煎，去渣取汁，入米煮粥，熟时加入适量白糖。

苁蓉金樱羊肉粥：肉苁蓉15g，精羊肉100g，粳米100g，细盐少许，葱白2根，生姜3片。先将肉苁蓉、金樱子水煎去渣取汁，入羊肉、粳米同煮粥，待熟时，入盐、生姜、葱白稍煮即可。

黄芪粥：黄芪30g，煎汤去渣，再加粳米50g，如常法煮粥，晨起空腹食用。

玉屏风鸡汤：将家鸡宰杀，去毛及内脏，将黄芪60g，白术20g，防风20g，纳入鸡腹，如常法炖熟，食鸡喝汤。

人参糯米饭：人参叶20g，水煎取汁，糯米300g淘净，加入人参叶汁及适量水，闷糯米饭食用。

（王丽华）

为什么要重视过敏性鼻炎患者的心理问题？

随着医疗观念的转变，人们对疾病产生的影响研究从生理延伸到心理、生活方面。过敏性鼻炎属于呼吸系统方面的疾病，病情虽不会危及生命，但是该病有长期、反复的特点，鼻炎的反复发作常使患者疲于应付。患者在长年忍受鼻炎发作的过程中，容易引起心理上的变化。加上鼻炎发作往往对患者工作、生活产生影响，更加容易造成患者出现负面心理。研究显示，鼻炎患者的鼻部症状可导致患者的生活质量明显下降。多数鼻炎患者认为鼻炎的发作会影响生活、工作的正常进行，个别患者表示不能够忍受鼻炎发作。

有研究者对鼻炎患者进行心理量表评分，对患者精神、心理方面共8个领域进行评价。各领域的评分值可以反映患者该方面的生活质量。结果显示鼻炎患者8个领域的各项评分均低于健康人，说明鼻炎患者的精神方面、心理方面各领域的生活质量都明显下降。可见，过敏性鼻炎尤其是常年性者可导致患者的生活质量显著降低。过敏性鼻炎的治疗周期较长，有的患者刚控制症状，不小心接触过敏原又复发。在鼻炎的反复发作中，患者往往疲于应付，产生烦躁、忧虑等心理。在反复发作过程中，多数患者认为治疗无效，对治疗不抱希望。如果不加重视并及时干预，可能发展成严重的焦虑及抑郁。

（高 尚）

附　录

常见鼻炎饮食宜忌

鼻炎类型	食疗食物	禁忌食物
急性鼻炎	多饮热水或姜糖水，食用清淡易消化食物	忌食油煎、生冷、酸涩食品
慢性鼻炎	多饮热水或姜糖水，多食蔬菜、水果及补阴的肉类（猪肉和鸭肉）	忌食辛辣、燥热、油煎、生冷、酸涩食品，忌烟酒、巧克力、油炸花生、炒瓜子
萎缩性鼻炎	多食蔬菜、水果及补阴的肉类（猪肉和鸭肉）	忌食辛辣、燥热之品，忌烟酒、巧克力、油炸花生、炒瓜子
干燥性鼻炎	多食蔬菜、水果及补阴的肉类（猪肉和鸭肉）	忌食辛辣、燥热之品，忌烟酒、巧克力、油炸花生、炒瓜子
血管运动性鼻炎	多食富含维生素B、C、E和胡萝卜素的蔬菜、水果、谷物和坚果	少食凉性食物，避免油腻、太咸、太酸或辛辣食物，慎食鱼虾类，戒烟酒
变应性鼻炎（即过敏性鼻炎）	多食富含维生素C、A的食物（菠菜、白菜和萝卜）和暖性食物（生姜、蒜、韭菜、香菜）	少食牛肉、鱼虾、巧克力、乳制品、冷饮、刺激性食物、人工色素和添加剂

（张天振）

常用化验检查项目的正常值和异常值对照表

检查项目	正常值	异常值的临床意义
白细胞（WBC）	$4{\sim}10 \times 10^9/L$	大于正常值：感染； 小于正常值：白细胞减少症、病毒感染、造血功能障碍
红细胞（RBC）	男：$4.0{\sim}5.5 \times 10^{12}/L$ 女：$3.5{\sim}5.0 \times 10^{12}/L$	小于正常值：贫血
血红蛋白（Hb）	男：120~160g/L 女：110~150g/L	小于正常值：贫血
嗜中性粒细胞比例	50%~70%	大于正常值：感染；小于正常值：病毒感染
嗜酸性粒细胞比例	0.5%~5%	大于正常值：变态反应、寄生虫感染
嗜碱性粒细胞比例	0~0.75%	大于正常值：过敏性疾病、血液病、恶性肿瘤
淋巴细胞比例	20%~40%	大于正常值：病毒感染
单核细胞比例	1%~8%	大于正常值：细菌感染、单核细胞增多症
血小板计数	$100{\sim}300 \times 10^9/L$	小于正常值：容易出血
C-反应蛋白	<8mg/L	增高：炎症、创伤
鼻腔分泌物糖定量检查	<0.3mg/L	>0.3mg/L（1.65mmol/L）：脑脊液鼻漏
鼻内镜检查		了解鼻腔结构有无异常、黏膜状态及有无新生物
鼻窦CT		了解鼻腔及鼻窦结构有无异常，重在观察骨质状况
鼻窦MRI		了解鼻腔及鼻窦软组织状况，区分积液和实性占位
总IgE	<60KUA/L	增高：变态反应疾病
特异性IgE	<0.1KUA/L	增高：针对某一种过敏原过敏
吸入性过敏原检测（螨虫、花粉、霉菌、猫狗皮屑等）		增高：主要是变应性鼻炎
食入性过敏原检测（蛋、奶、花生、小麦、大豆、鱼虾等）		增高：主要是湿疹皮肤过敏

（张天振）